近现代名中医未刊著作精品集

张岫云医案百例

李树勋 著

张会永 李少竹 整理

附：张岫云用方经验

付玉斌 付东升 编著

人民卫生出版社

图书在版编目（CIP）数据

张岫云医案百例 / 李树勋著；张会永，李少竹整理. —北京：人民卫生出版社，2018

（近现代名中医未刊著作精品集）

ISBN 978-7-117-26048-0

Ⅰ. ①张… Ⅱ. ①李… ②张… ③李… Ⅲ. ①医案 - 汇编 - 中国 - 现代 Ⅳ. ①R249.7

中国版本图书馆 CIP 数据核字（2018）第 021156 号

人卫智网	**www.ipmph.com**	医学教育、学术、考试、健康，
		购书智慧智能综合服务平台
人卫官网	**www.pmph.com**	人卫官方资讯发布平台

近现代名中医未刊著作精品集

张岫云医案百例

著　　者：李树勋

整　　理：张会永　李少竹

出版发行：人民卫生出版社（中继线 010-59780011）

地　　址：北京市朝阳区潘家园南里 19 号

邮　　编：100021

E - mail：pmph @ pmph.com

购书热线：010-59787592　010-59787584　010-65264830

印　　刷：北京铭成印刷有限公司

经　　销：新华书店

开　　本：710×1000　1/16　印张：7

字　　数：118 千字

版　　次：2018 年 6 月第 1 版　2023 年 11 月第 1 版第 2 次印刷

标准书号：ISBN 978-7-117-26048-0/R · 26049

定　　价：39.00 元

打击盗版举报电话：010-59787491　E-mail：WQ @ pmph.com

（凡属印装质量问题请与本社市场营销中心联系退换）

出版者的话

在我国近现代中医界曾经活跃过一大批学验俱丰，在当时享有盛誉、产生过重要影响的中医大家，或蜚声全国或名重一方，为中医事业的发展贡献了毕生精力，他们在临证之余也多有著述，然而，其中许多著作（如手稿、内部交流稿等）因种种原因在作者生前直至现在都未能出版，以致先贤在长期临床实践和寝馈深思中积累的宝贵学验被埋没、被遗忘，甚至有的已经失传，这应视为中医事业的一种损失。如以"作者生前其作品未能刊行"初步确立未刊的定义，历史上许多名著在一段时间内都曾经是未刊作品，明代本草学家李时珍的《本草纲目》就是一例，因此，中医界的未刊著作应该引起我们的高度关注。

诚然，以实事求是和谨慎客观的态度来考察和分析我社编辑目前搜集到的未刊著作，不能说每一部都是精品，但其中不乏有重要学术价值和临床指导价值者，它们凝聚了先辈一生的学术精华，尊重它们、珍视它们，进而出版它们，是中医编辑工作者的光荣使命，为此，我们策划了"近现代名中医未刊著作精品集"丛书，拟将上述作品在精选的基础上分辑出版，以飨读者。精选的标准为：作品应有较高的理论价值和临床指导价值，其学术观点及临证经验等，系经过作者当时长期的临床检验才得以提炼，既来源于临床实践，又能很好地指导临床实践，以目前的中医发展水平来衡量，仍有其科学性、独特性、实用性，对中医工作者和学习者有重要参考意义，对中医事业的发展有重要促进作用。为确保以上目标的实现，我们对符合上述目标初步入选的作品又分别报送当前中医界知名专家评审，在专家的具体指导下确立最终书目。

鉴于许多中医名家的未刊作品多在其弟子或家人、友人处，另有部分保

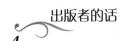
存在中医临床、科研机构或各地图书馆当中,故殷切希望社会各界人士能提供有关稿件及信息,让我们共同努力,使一批批的未刊著作得以问世,使先贤英名不朽,学验流传,徽音累属,慈惠无穷。

人民卫生出版社

2009 年 9 月

总 目 录

张岫云医案百例……………………………………………………… 1

张岫云用方经验……………………………………………………… 61

张岫云医案百例

李树勋　著

张会永、李少竹　整理

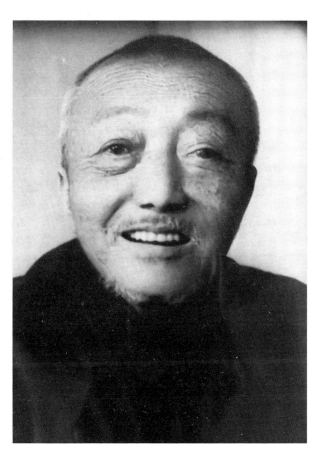

张岫云先生（1894—1974）

（摄于 1972 年）

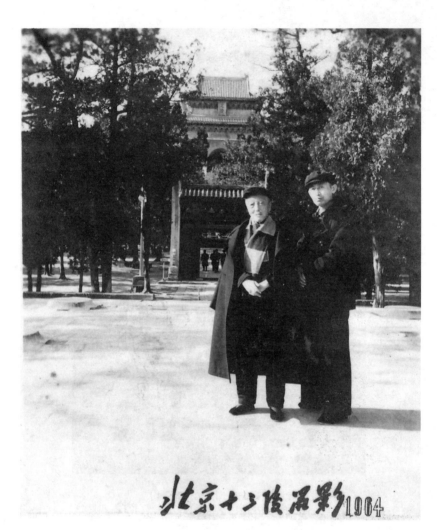

张岫云与李树勋合影（摄于 1964 年）

张岫云先生处方

（特别感谢张振铎先生提供珍贵处方）

前　言

　　张岫云(1894—1974)，生于辽宁省铁岭县凡河镇老河湾村。幼读私塾，18岁拜师学医，23岁悬壶家乡，因医德高尚，疗效显著，远近驰名。1956年辽宁省卫生厅调其防治流行性乙型脑炎，因成绩显著，留辽宁省中医医院工作(即现今的辽宁中医药大学附属医院)，任儿科主任。张老平日对患者态度和蔼，医技精湛，对疑难杂症有独到建树，每多出奇制胜，深受病家赞赏，因其善治小儿疾患，被誉为"小儿王"。

　　张老治学严谨，勤求古训，熟读诸家古典著作，尤其崇尚《伤寒论》与《金匮要略》，虽晚年仍手不释卷，孜孜以求，临床带徒，积累了丰富的临床经验。

　　20世纪60年代初，张老弟子李树勋整理其医案100例，名为《张岫云老大夫医案》，通过油印在辽宁中医界内部传抄。该医案同时于1973~1975年，分为五部分先后发表于《辽宁中医》(今《辽宁中医杂志》)。1976年，李树勋将原医案再次进行整理修订，并补入了张老学术思想，名为《张岫云医案百例》，由当时的辽宁中医学院印刷厂刊印院内发行。该书简要地说明中医辨证论治的理法方药，书中涉及儿科诸疾，每案下列诊断、治法、方药及按语，体例清晰，一目了然。

　　《张岫云医案百例》自成书以来，备受欢迎。惜当年未出版发行，加之年代久远，现书稿早已难觅。我闲时喜逛古玩书画市场，偶获当年印刷本，视为珍宝。同学亦有爱书之人，每多复印分享。

　　2006年，因撰写师翁李玉奇学术思想，得以结识陈东枢老师，一次闲谈中，提到了人民卫生出版社有意出版"近现代名中医未刊著作"，我首先想到了《张岫云医案百例》一书，下定决心助其出版。大学期间，我在学校创办了大学生学术期刊，从事一些编辑工作，常与学校印刷厂打交道。偶然提及此事，未曾想在印刷厂工作多年的李少竹竟是张岫云老先生弟子李树勋之子，天公安排。李少竹得知此事，甚为欢喜，提供了珍贵的照片及其父珍藏多年的手稿，更加促成了此书的出版，一则告慰其父，一则纪念张老。

　　为了获取更详实的资料，我搭上火车，前往铁岭市铁岭县凡河镇老家湾子村，在铁岭当地一位出租车司机的带领下，左右打听，找到了张老故居，并寻到了张老后人。受到了张老孙儿，年过六旬的张振铎先生的热情接待，并得到了大力支持。此外，我寻访张老其余弟子，联系上了家在辽宁营口大石桥市的付玉斌老先生。付老已年过七旬，回忆起当时随师情景，侃侃而谈。他更献出了当年张老亲传验方，并加按语，使得本书更加完备，希望读者藉此能更加了解张老学术思想。

　　本书整理过程中，以辽宁中医学院印刷厂印制内部发行本为底本，参考李树勋部分手稿、早期的油印本，以及《辽宁中医》杂志连载文章进行校对。校对内容如下：

　　1. 由于特殊历史背景，一些方药名称受到了调整，本次校对统一修改为规范名。如：石膏知母汤改为白虎汤、解表化饮汤改为小青龙汤、六味汤改为六君子汤等。

　　2. 对中药名称进行了规范，如：石羔改为石膏，牛夕改为牛膝，玉金改为郁金，山枝改为栀子等。

　　3. 药物剂量统一为克，按东北地区用药习惯，1钱等于5克。

　　4. 个别脱字、漏句处，在无资料参考时，揣摩上下文，予以添加，使其语句通顺。

　　5. 部分案例在方剂后附有随症加减，考证随症加减非该案实际处方，予以统一调整，附于按语中。

　　6. 因时代背景，原学术思想部分对张老称呼为"张老大夫"，本次校对，均改为"张老师"或"张老"。

　　7. 书中少数词句过于口语化，在不改变原意下，调整为书面用语。

张会永

2012年8月

于辽宁中医药大学附属医院

序　言

几年来，在儿科门诊治疗一般常见疾病及疑难杂症，积累点滴经验。但由于病种不多，未能分门别类归纳整理，只得零星记载。固然不够完整，然在临床带徒治疗上可能作一个参考资料。内容简要说明中医辨证论治的理法和处方遣药的依据。使学者一目了然，明白易晓。

限于个人水平，未必造车合辙，定多牵强不当之处，容后修改。

凡 例

1. 本医案限于在门诊所遇到的一些疾病零星记载,未经遇到的不予赘述。

2. 以医案方式记载,依患者年龄大小,病情暂久轻重,确定药物用量多寡,便于参考掌握,并按例编号便于查阅。

3. 有因汗、下失宜,或由此经涉及他经,或合病、并病、转属等,在诊断上很难定出一个适当病名,只得按照病情经过和现症分经记载。

4. 在治疗上运用古方、时方及先进经验,药味组成力求精简,便于患儿服用。

5. 病有定名,方有定法,药有专能。在治疗上多用古人原方,在病情复杂变化时针对病情依法加减,不能妄添蛇足。

6. 在治疗原则上,悉遵八纲八法以施治,不敢臆造,以免画虎不成之消。

7. 每一例都简单说明中医理法,对处方用药,略作解释,一目了然。

8. 在处方遣药方面有一定的灵活性。例如四物汤,有血热的症状以生地易熟地,无血热的症状以熟地易生地。他如桂枝汤,为解肌发汗之剂,重用白芍加饴糖,则为建中之剂矣。麻黄汤功用发表,加白术则为利湿之剂矣。诸如此类,当灵活运用,不受病证的拘束。

9. 病情同中之异、异中之同处,唯恐指鹿为马,必加辨解,以免毫厘之差,千里之谬。

张岫云

目　录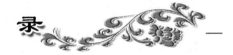

案一：风寒感冒 ……………………………………………… 14

案二：风热感冒 ……………………………………………… 14

案三：阳明经证 ……………………………………………… 14

案四：风伤卫 ………………………………………………… 15

案五：少阳病 ………………………………………………… 16

案六：邪在太阳经输之表虚证 ……………………………… 16

案七：邪入太阳经输之表实证 ……………………………… 17

案八：挟热下利 ……………………………………………… 17

案九：少阳阳明合病 ………………………………………… 17

案十：急惊风 ………………………………………………… 18

案十一：少阴热化证 ………………………………………… 18

案十二：汗后血虚身痛 ……………………………………… 19

案十三：病后虚热 …………………………………………… 20

案十四：风寒咳嗽 …………………………………………… 20

案十五：寒饮咳嗽 …………………………………………… 21

案十六：肺热咳嗽 …………………………………………… 21

案十七：肺虚咳嗽 …………………………………………… 21

案十八：脾虚咳嗽 …………………………………………… 22

案十九：外寒内饮咳嗽 ……………………………………… 22

案二十：风热咳嗽 …………………………………………… 23

案二十一：肺虚火逆 ………………………………………… 23

案二十二：百日咳 …………………………………………… 24

案二十三：哮喘 ……………………………………………… 24

案二十四：马脾风 …………………………………………… 25

案二十五：郁热伤肺 ………………………………………… 25

案二十六：肺痈 ……………………………………………………… 25

案二十七：肺痈 ……………………………………………………… 26

案二十八：外感夹食 ………………………………………………… 26

案二十九：虚热呕吐 ………………………………………………… 27

案三十：胃寒呕吐 …………………………………………………… 27

案三十一：停饮呕吐 ………………………………………………… 27

案三十二：蓄水呕吐 ………………………………………………… 28

案三十三：胃热呕吐 ………………………………………………… 28

案三十四：胃寒呕吐 ………………………………………………… 29

案三十五：水逆 ……………………………………………………… 29

案三十六：胃虚寒吐 ………………………………………………… 30

案三十七：伤食证 …………………………………………………… 30

案三十八：暑热泻 …………………………………………………… 31

案三十九：湿泻 ……………………………………………………… 31

案四十：脾虚泻 ……………………………………………………… 32

案四十一：食滞夹热泻 ……………………………………………… 32

案四十二：伤食泻 …………………………………………………… 33

案四十三：寒泻 ……………………………………………………… 33

案四十四：湿热泻 …………………………………………………… 33

案四十五：热痢 ……………………………………………………… 34

案四十六：湿热积滞下痢 …………………………………………… 34

案四十七：噤口痢 …………………………………………………… 35

案四十八：白痢 ……………………………………………………… 35

案四十九：虚滑痢 …………………………………………………… 36

案五十：痢后伤阴 …………………………………………………… 36

案五十一：湿盛水肿 ………………………………………………… 36

案五十二：阳水肿 …………………………………………………… 37

案五十三：脾虚水肿 ………………………………………………… 37

案五十四：湿热水肿 ………………………………………………… 38

案五十五：脾肺两虚水肿 …………………………………………… 38

案五十六：水肿合并肌衄 …………………………………………… 39

案五十七：风水 ……………………………………………………… 39

案五十八：阴水肿 ……………………………………………… 40

案五十九：脾肾两虚水肿 ………………………………………… 40

案六十：伤食腹痛 …………………………………………………… 41

案六十一：中寒腹痛 ……………………………………………… 41

案六十二：阴阳不调腹痛 ………………………………………… 41

案六十三：蛔虫证 …………………………………………………… 42

案六十四：蛔厥 ……………………………………………………… 42

案六十五：饮痛 ……………………………………………………… 43

案六十六：热痛 ……………………………………………………… 43

案六十七：气痛 ……………………………………………………… 43

案六十八：胸痹 ……………………………………………………… 44

案六十九：肝着 ……………………………………………………… 44

案七十：脾疳 ……………………………………………………… 45

案七十一：气虚脱肛 ……………………………………………… 45

案七十二：血淋 ……………………………………………………… 46

案七十三：血尿 ……………………………………………………… 46

案七十四：肝经湿热 ……………………………………………… 47

案七十五：膀胱湿热 ……………………………………………… 47

案七十六：白浊 ……………………………………………………… 47

案七十七：中气下陷 ……………………………………………… 48

案七十八：水疝 ……………………………………………………… 48

案七十九：湿热痹痛 ……………………………………………… 49

案八十：历节风 …………………………………………………… 49

案八十一：瘫痪 ……………………………………………………… 50

案八十二：痿躄（初期） ………………………………………… 50

案八十三：痿躄（后期） ………………………………………… 51

案八十四：下肢挛急 ……………………………………………… 51

案八十五：柔痉 ……………………………………………………… 52

案八十六：黄疸（阳黄） ………………………………………… 52

案八十七：食痫 ……………………………………………………… 52

案八十八：痰痫 ……………………………………………………… 53

案八十九：风痫 ……………………………………………………… 53

案九十：气厥 ·· 54

案九十一：口糜 ·· 54

案九十二：鹅口疮 ······································ 55

案九十三：口眼歪斜（风中络） ···················· 55

案九十四：痄腮 ·· 56

案九十五：瘰疬 ·· 56

案九十六：百合病 ······································ 57

案九十七：阴虚盗汗 ···································· 57

案九十八：阴痒 ·· 58

案九十九：肌衄 ·· 58

案一百：伤暑 ·· 58

案一：风寒感冒

患儿××，三岁。两天来发热，头痛，无汗，鼻流清涕，体倦少食，二便正常。脉浮数，舌苔薄白。

诊断：风寒感冒

治法：辛温解表

方剂：香苏饮

药物：苏叶 3.5 克、香附 2.5 克、陈皮 2.5 克、甘草 2.5 克、生姜 2 片，水煎服，日二次。

按：脉证系风寒之邪，轻伤肤表，不似伤寒之重症，故治以辛温解表之法，不用麻黄汤之重剂大发汗，恐伤其津液气血，造成亡阳，或转变为危症。苏叶疏表气而散外寒；香附行里气而消内壅；陈皮能通行表里，佐以甘草和中，亦能解表，使表邪解，里气和，则诸症消失矣。随症加减：呕吐加藿香，咳嗽加前胡。

案二：风热感冒

患儿××，六岁。三日来发热，头痛，汗出，不恶寒，口渴，不欲饮食，大便正常，小便色黄。脉浮，右大于左，舌质红。

诊断：风热感冒

治法：辛凉解表

方剂：麻黄杏仁甘草石膏汤

药物：麻黄 5 克、杏仁 3.5 克、生石膏 12.5 克、甘草 2.5 克，水煎服，日二次。

按：此病由新感引动伏邪，自内而出，故身热口渴。治当乘其热而汗之，使热邪随汗而解。证系有热无寒，故不用辛温发汗，治以辛凉解表。麻黄宣肺散邪，杏仁利肺气，甘草和中，石膏清泄里热。如误用辛温之剂发其汗，不但其病不除，甚或发生其他变症，临床须明辨之。

案三：阳明经证

患儿××，四岁。两天来头痛，发热恶寒，食少，二便正常，自服发汗解热药，汗后头痛、恶寒等症减退。惟身热加剧，自汗出，烦渴不止，厌食，大便干,尿色黄。脉洪大,口燥,苔白干。

诊断:阳明经证

治法:清热生津

方剂:白虎加人参汤

药物:人参 5 克、生石膏 20 克、知母 10 克、甘草 5 克、粳米一盅,水煎服,日二次。

按:本症原系太阳经病,因发汗太过,内伤胃津,胃络上通于心,故大烦,胃中燥气过盛,故大渴不止;阳气太盛,故脉洪大。方中石膏辛寒,辛能走外解肌热,寒性沉降能清胃火,故以为君;知母苦润,苦以泻火,润以滋燥,故以为臣;用甘草、粳米调和脾胃,寒药得之缓其寒,苦药得之平其苦,使沉降之性,不留滞胃中,庶大寒之品无伤脾胃之虑而奏清热之功。加人参者,以大汗之后,须救其液,煎汤入胃,精气归肺,水精四布,大烦大渴可除矣。

赘言:无论伤寒、温病、伤暑,脉洪大、身热大汗出、烦渴不止等症均可用之。

案四:风 伤 卫

患儿 ××,七岁。五天来,发热头痛,干呕,汗出,恶风,口不渴,食少,二便正常。脉浮数,舌苔薄白而腻。

诊断:风伤卫

治法:调和营卫

方剂:桂枝汤

药物:桂枝 10 克、甘草 10 克、白芍 10 克、生姜 3 片、大枣 4 枚,水煎服,然后啜粥助药力温覆取微汗,不可令大汗淋漓,病必不除。

按:发热,汗出,恶风,脉浮缓,乃系风伤卫之症。风为阳邪,其性迅速,善行而数变,由毫毛直入肌腠,如矢石之中人,伤其卫外之阳气,肌腠实而肤表虚,津液漏泻,不待覆盖而汗自出,汗出恶风,为风伤卫主要症状。桂枝辛温,芍药苦平,桂枝得生姜之辛,同气相求,可恃之以和周身之阳气;芍药得大枣甘草之甘,苦甘合化,可恃之以滋周身之阴液。又啜粥以助之,取水谷之津以为汗,汗后毫无损阴,所谓立身于不败之地,以图万全也。

赘言:无论伤寒、中风、杂症,有汗恶风,即治以桂枝汤。尤其对身体虚弱之感冒者,发热、恶风、头痛、骨节酸痛而有汗者,均可用之。

案五：少 阳 病

患儿 ××，十三岁。三天来寒热往来，头痛目眩，咽干口苦，胁下痞满，干呕不食，精神疲倦，大便正常，小便色黄。脉弦紧，舌苔白腻。

诊断：少阳病

治法：和解少阳

方剂：小柴胡汤

药物：柴胡 15 克、半夏 3.5 克、黄芩 7.5 克、人参 7.5 克、甘草 7.5 克、生姜 3 片、大枣 3 枚，水煎服。

按：口、咽、目三者不可谓之表，亦不可谓之里，是表之入里，里之出表处，属于半表半里，能开能阖，恰合枢机之象。胁下痞满，由于枢机不转；干呕不食，由于胃气不和；邪正相争，则往来寒热；枢逆于内不得外达，故脉弦紧。治以小柴胡汤，以柴胡能升阳达表为主，黄芩苦寒退热为辅，半夏能健脾和胃，散逆止呕，人参甘草补正气而和中气，使邪不得复传入里为佐；邪在半表半里，则气血不和，故用姜枣之辛甘调和气血为使。小柴胡汤证之主症为往来寒热、胸胁苦满、心烦喜呕等，在临床上但见有一症，即宜以小柴胡汤和解，不必诸症悉具，但可随症用药依法加减，切勿犯汗、吐、下三禁，致成坏病。

案六：邪在太阳经输之表虚证

患儿 ××，十一岁。四天来发热，头痛，项背强，转侧不利，自汗出，恶风，食欲不佳，精神不振，大便正常，小便色黄。脉浮缓，舌苔薄白。

诊断：邪在太阳经输之表虚证

治法：解肌宣络

方剂：桂枝加葛根汤

药物：桂枝 7.5 克、白芍 7.5 克、甘草 7.5 克、葛根 10 克、生姜 3 片、大枣 3 枚，水煎服，日二次，温覆取微似汗，不须啜粥。

按：邪之中人，始于皮毛，次及肌腠，再及经输。邪在经输，故项背强，转侧不利，经输实而皮毛虚，故汗出而恶风。治以桂枝汤调和周身之阳气，滋周身之阴液，养其汗源以解肌。加葛根鼓舞胃气，濡润经输，协同诸药，共奏解肌宣络之效。

案七：邪入太阳经输之表实证

患儿××，四岁。七天来，发热头痛，项背强直，转侧不利，无汗恶风，精神疲倦，厌食，二便正常。脉浮紧，舌苔白薄。

诊断：邪入太阳经输之表实证

治法：解肌透表

方剂：葛根汤

药物：葛根7.5克、麻黄5克、桂枝3.5克、白芍3.5克、甘草3.5克、生姜2片、大枣4枚，水煎服，温服取微似汗，不须啜粥。

按："邪入于输，腰脊乃强"。辨证论治关键问题在明确其有汗无汗。自汗出为肌腠实而肤表虚，主以桂枝汤；无汗为邪从肤表而入经输，邪既入经输，肌腠亦病，所以取桂枝汤原方加麻黄、葛根，为解肌透表之法。

案八：挟 热 下 利

患儿××，三岁。三天来发热，汗出恶风，二便正常。经某医院诊疗，服药后腹泻不止，一日十多次，为带黏液稀水样便，身热不退，自汗出，微喘，精神不振，厌食，小便量少。脉促，口干舌燥。

诊断：挟热下利

治法：达表、坚肠、止泻

方剂：葛根黄芩黄连汤

药物：葛根10克、黄芩5克、黄连5克、甘草5克，水煎服，日三次。

按：本病系邪气由肌表陷于胃中，以致下利不止。陷内之邪欲从肌表外出而不能，遂上壅于肺，肺主气故喘，肺合皮毛故汗出。方中葛根，从里以达表，辅以芩连之苦以坚之，坚肠胃以止泻，辅以甘草之甘，苦甘相合，与人参同味，所以能补胃气、调气血。

案九：少阳阳明合病

患儿××，六岁。病已五天，寒热往来，呕吐，腹胀，时腹痛，微烦躁，不欲食，大便三日未行，小便色黄。脉沉弦，舌苔白腻。

诊断：少阳阳明合病

治法：和解泻热

方剂：大柴胡汤

药物：柴胡 15 克、大黄 7.5 克、枳实 7.5 克、黄芩 7.5 克、半夏 3.5 克、白芍 7.5 克、生姜 3 片、大枣 5 枚，水煎服，日二次。

按：寒热往来、便结腹胀、呕吐，乃系少阳阳明合病，故取内攻外攘之法治之。大柴胡汤方内黄芩、芍药、枳实、大黄以病势内入，取苦泄之品，以解在内之烦急，又用柴胡升阳达表，半夏降逆止呕，姜、枣宣发中焦之气。病势虽已入内，仍使外达，一面和解，一面使胃内壅实，从下而解。

案十：急 惊 风

患儿 ××，七岁。五天来发热，剧烈头痛，恶心，呕吐，两手震颤，二目上视，神志不清，大便干燥，小便色黄量少。脉洪大，舌色绛。

诊断：急惊风

治法：清热息风、生津润燥

方剂：白虎汤合增液汤加味

药物：生石膏 25 克、知母 15 克、甘草 7.5 克、生地 15 克、麦冬 15 克、玄参 15 克、双花 15 克、连翘 15 克、白僵蚕 7.5 克、竹茹 7.5 克、代赭石 15 克、全蝎 2.5 克、蜈蚣 2 条，水煎服，日二次。

按：证属阳明里热，故通体大热如焚，热极灼伤津液，则筋失所养而震颤；胃肠不得津润，则大便干燥；热动肝风，则二目上视；胃气逆则呕；头为诸阳之会，热气上涌头痛作矣。白虎合增液，二汤并用，以其能清热生津润便，更加白僵蚕、全蝎、蜈蚣、双花、连翘等品解毒息风，赭石、竹茹能镇逆上之热而止吐。不用汗下之法，恐其津液重伤，造成不可挽救之急症。

案十一：少阴热化证

患儿 ××，四岁。九天来全身发热，无表证。多哭闹，夜眠不安，逐渐大烦大躁，神志不清，将左右腮抓破，胡言乱语，卧起不安，大便干燥，粪如羊矢，小便色黄量少。脉细数，舌苔黄燥。

诊断：少阴热化证

治法：交通心肾

方剂：黄连阿胶汤

药物：黄连 2.5 克、黄芩 5 克、白芍 7.5 克、阿胶 10 克、鸡子黄一枚、水一碗。先熬黄芩、黄连、白芍至小半碗，去渣，纳入阿胶，胶化后，待小冷，加鸡子黄搅拌，温服，日三次。

按：辨证当以烦躁不得卧为关键。心中烦，为肾阴不能上济于心阳；躁扰不得卧，为心阳不能下交于肾阴。方用黄连、黄芩之苦寒以折之；芍药之苦平以降之，以鸡子黄补心气，阿胶助肾气，共奏交接心肾，除烦宁躁之效。

上述患儿服药后，烦躁减轻，神志明了，惟有时谵语，夜仍睡眠不安，能进食，无腹满痞胀等症状，大便干结，尿色黄，继服酸枣仁汤善其后。

治法：清热润燥、行气除痰

方剂：酸枣仁汤

药物：炒枣仁 20 克、甘草 5 克、知母 10 克、川芎 3.5 克、茯苓 7.5 克，水煎服，日二次。

按：脉证既然与前不同，治法自当有异。睡眠不安，为主要证候，虽微有谵语，但无腹胀痞满等症，即不宜下法。不眠由虚烦，必有燥火痰气之扰，故治以酸枣仁汤。方中枣仁、知母、甘草清热滋燥，茯苓、川芎行气化痰。

案十二：汗后血虚身痛

患儿 ××，十四岁。四天来，全身热，头痛恶寒，食减，二便正常。自服发汗药，大汗出后，发热、恶寒、头痛等症消失，惟全身疼痛不休，食欲不振，二便正常。脉沉迟，舌苔薄白。

诊断：汗后血虚身痛

治法：滋补血液

方剂：桂枝新加汤

药物：桂枝 7.5 克、芍药 10 克、人参 7.5 克、甘草 5 克、生姜 4 片、大枣 8 枚，水煎服。

按：本病原系太阳经症，发汗太过，邪虽去而营血虚，故身疼不休。何以知营血虚？因其脉沉细，沉知病不在表，细为血虚。方用桂枝汤者，取其专行血分，加人参以助血液生化之源；加生姜以通血脉循行之滞；加芍药之苦平，以制约姜桂之辛不走于肌肤作汗，而潜行于经脉以定痛。

案十三：病后虚热

患儿××，三岁。连续发热十余日，经治后虽身热渐退，但精神疲倦，烦躁不安，气短，呕逆，自汗口渴，厌食，大便正常，尿色淡黄。脉虚数，舌苔白腻。

诊断：病后虚热

治法：滋养肺胃之阴

方剂：竹叶石膏汤

药物：竹叶 3 克、生石膏 7.5 克、清半夏 2.5 克、人参 7.5 克、麦冬 7.5 克、甘草 5 克、粳米一盅，水煎服，日二次。

按：本证乃系身热持续时间较长，肺胃津液灼伤所致。选用竹叶石膏汤，滋补肺胃之阴气以复津液。方中竹叶清热、利尿、除烦；半夏降逆、化痰、除烦；石膏清热、解肌、除烦；参草、粳米，滋养胃气以生津液；麦冬滋肺胃之阴，与人参、粳米共建生津之功。中气足，虚热解，而诸症自平。

案十四：风寒咳嗽

患儿××，三岁。四天来发热，恶寒无汗，面色潮红，呼吸急迫，鼻塞，咽喉发痒，咳嗽声重，咯吐痰涎。脉浮紧，舌苔白薄。

诊断：风寒咳嗽

治法：宣肺散寒

方剂：杏苏饮加减

药物：紫苏叶 3.5 克、炒杏仁 3.5 克、前胡 5 克、陈皮 3.5 克、香附 3.5 克、半夏 2.5 克、甘草 3.5 克、生姜 3 片、大枣 4 枚，水煎服，日二次。

按：脉证属风寒之邪外束皮毛。皮毛者，肺之合也。皮毛受邪，肺气不利，宣降失宜，其气上逆，是以呼吸迫促、咳嗽咯痰等症作矣。治以苏叶、前胡解肤表之外寒，杏仁润肺，陈皮、香附理气，半夏除痰，甘草调和诸药，生姜、大枣调胃止吐。表气通，里气和，则诸症愈矣。

案十五：寒饮咳嗽

患儿 ××，七岁。四年来，咳嗽胸满，吐白色痰沫，春冬二季发作频繁，严重时咳嗽气短，呼吸不利，倚息不得卧，食减，二便正常。脉弦滑，舌苔白滑。

诊断：寒饮咳嗽

治法：温肺化饮

方剂：苓甘五味姜辛汤

药物：茯苓10克、甘草5克、干姜5克、五味子5克、细辛3.5克，水煎服，日二次。

按：肺有寒饮伏匿，故冬春二季咳发频繁。由于水泛为痰，故用茯苓利湿；甘草补中；久咳伤气，用五味子之酸敛耗散之气；干姜、细辛大辛大热之品，以温中散邪，消除胸满，故咳嗽可愈。

案十六：肺热咳嗽

患儿 ××，四岁。一周来频发咳嗽，咳少量黄痰，呼吸气粗，面赤咽干，精神不振，不欲食，大便干燥，小便色黄。舌质红、苔黄，脉滑数。

诊断：肺热咳嗽（又名火咳）

治法：清肺止咳

方剂：清燥救肺汤

药物：霜桑叶7.5克、生石膏7.5克、甘草5克、黑芝麻5克、人参2.5克、炒杏仁2.5克、阿胶5克、枇杷叶3.5克、麦冬7.5克，水煎服，日二次。

按：本病辨证，主为咳吐黄痰、量少，便干，尿黄，脉数。其发病多因感受温热或秋燥之邪，或爱养过度，衣着太厚等，燥热伤肺所致。方中桑叶、石膏、甘草清肺，芝麻润燥，杏仁利气，阿胶养阴，枇杷叶舒肺降逆，麦冬补心清肺，人参益气生津，合收清肺润肺止咳之效。本方为肺热、肺燥常用药，但风寒痰饮咳嗽不宜用。如有热加黄芩，痰中带血加生地，痰不易咯出加前胡。

案十七：肺虚咳嗽

患儿 ××，四岁。三个月来，咳嗽吐稀痰，声低息微，面色黄白，食少，二便正常。脉虚缓,舌淡苔白。

诊断:肺虚咳嗽

治法:补肺宁咳

方剂:补肺阿胶汤

药物:阿胶 5 克、马兜铃 7.5 克、炒牛蒡子 5 克、炒杏仁 3.5 克、甘草 5 克、糯米一盅,水煎服,日二次。

按:肺虚咳嗽辨证,主症为咯痰稀薄,颜面苍白,舌淡苔白,声低息微,脉虚缓等。马兜铃功专祛痰定喘,阿胶补肺养阴,杏仁利肺气,牛蒡子润肺,甘草、糯米补脾益肺。

案十八: 脾 虚 咳 嗽

患儿 ××,三岁。出生后身体虚弱,面色萎黄,早晚咳嗽,精神不振,食欲欠佳,大便一日三四次,小便混浊。脉虚缓,舌质淡,苔薄白。

诊断:脾虚咳嗽

治法:补脾益肺

方剂:六君子汤

药物:人参 7.5 克、焦白术 7.5 克、茯苓 7.5 克、甘草 5 克、陈皮 5 克、半夏 2.5 克,水煎服,日二次。

按:脉证系先天不足,脾肺虚弱,治以六君子汤,以脾胃为后天之本。人参、白术、茯苓、甘草从容和缓,补脾胃之气,而五脏六腑皆能受气,故一切虚症可愈。加陈皮则有行气之效,加半夏又有除痰之功,脾胃健而肺气利,不治咳而咳自宁。

案十九: 外寒内饮咳嗽

患儿 ××,七岁。两年来有时发热,咳嗽气短,喘促胸满,咯吐白色稀痰,时好时犯,到春冬二季发作频繁,食少,少腹满,小便不利。脉弦紧,舌苔薄白。

诊断:外寒内饮咳嗽

治法:散寒、蠲饮、止咳

方剂:小青龙汤

药物：桂枝 5 克、麻黄 5 克、白芍 5 克、甘草 5 克、细辛 3.5 克、清半夏 3.5 克、五味子 3.5 克、干姜 2.5 克，水煎服，日二次。

按：本病乃系外寒触动里饮，故现发热而咳、胸满、气短、少腹满、小便不利等症。方中以麻、桂之辛散其表寒，细辛、姜、夏之辛行其里饮；又虑其辛耗之品过多，恐伤正气，故辅以芍药、甘草、桂枝调和营卫，使表气不至发散太过；辅以五味子之酸，以收敛肺气，使里气不至耗损，乃有节制之师。故服后能使无形之邪气从肌表而解；有形之水饮由三焦而下，则喘咳自平。如热甚者可酌加石膏。

案二十：风 热 咳 嗽

患儿 ××，三岁。三天来身无大热，喘而自汗，咳嗽气急，倦怠食少，二便正常。脉纹红紫，舌苔薄白。

诊断：风热咳嗽

治法：辛凉解表

方剂：麻杏石甘汤

药物：麻黄 3.5 克、炒杏仁 3.5 克、生石膏 7.5 克、甘草 3.5 克，水煎服，日三次。

按：本病辨证以咳而喘，但无哮鸣为主。其喘而自汗，与风寒束表有所不同，本病系热邪乘肺。盖太阴之气与肺相合而主皮毛，虽汗出而不能除本症之喘。无大热，是里热盛于内，上乘于肺，而外热反轻，故取石膏清里热，用麻黄出本证未出之汗，杏仁利肺气，甘草和中，或加桔梗。

案二十一：肺 虚 火 逆

患儿 ××，十二岁。两个月来，轻度咳嗽，自觉咽中有物阻碍，吐之不出，咽之不下，无寒热，饮食如常，声音不哑，二便正常。脉象滑数，舌苔薄白。

诊断：肺虚火逆

治法：养阴清热益肺

方剂：麦门冬汤

药物：麦冬 12.5 克、清半夏 3.5 克、人参 5 克、甘草 5 克、大枣 1 枚、粳米一盏，水煎服，日二次。

按：脉证系肺虚火邪上逆，胃中津液枯干。方用麦冬、甘草、粳米，功长生津去虚热；人参养阴生津益气，半夏降逆气而利咽喉。

案二十二：百 日 咳

患儿××，五岁。二十天来咳嗽成顿，连声不已，一日咳二十多次，每次一二分钟方告平息。每咳则脸红腰曲，涕泪交流，有时鼻衄，颜面水肿，咳吐黏液，食欲欠佳，大小便正常。脉滑数，舌质绛。

诊断：百日咳（鸬鹚咳）

治法：养阴清肺、宁咳化痰

方剂：二冬合剂

药物：天冬12.5克、麦冬12.5克、炙百部7.5克、冬瓜仁10克、竹茹5克、清半夏2.5克、川贝3.5克、黄芪5克、白茅根7.5克、侧柏叶7.5克、桔梗5克、炒葶苈子3.5克、甘草5克，水煎服，日二次。

按：本病辨证以连声咳嗽为主，肺者沛也，沛布清浊之气，职司清肃。如为浊邪阻滞，则清肃失权，咳嗽、呕吐、面肿、鼻衄等症生焉。方用冬瓜仁清肺润燥，百部润肺止咳，竹茹清肺胃之热，合半夏而有降逆止呕之功，桔梗开提肺气，茅根、柏叶凉血止衄，贝母、葶苈子功长化痰，甘草和中。临床多可收效。

案二十三：哮 喘

患儿××，四岁。二年来咳嗽，气急喘促，鼻翼煽动，喉中痰鸣，虽身无大热，但颜面潮红，唇燥鼻干，春冬发作频繁，时作时止，食欲欠佳，二便正常。脉象滑数，舌苔白腻。

诊断：哮喘

治法：清热泻肺、降气祛痰

方剂：定喘汤

药物：白果5克、麻黄5克、款冬花7.5克、半夏3.5克、桑皮7.5克、苏子5克、炒杏仁3.5克、黄芩5克、甘草5克，水煎服，日二次。

按：本病以咳嗽哮喘反复发作为主，经言："诸气膹郁，皆属于肺"。肺气以下行为顺，以上行为逆。若肺经清肃之令失降，势必上逆为喘。凡喘皆能导致痰气上壅，痰壅又能加重气急喘息。方用麻黄、杏仁、桑皮、甘草，外散表寒而内肃肺气,款冬温润,白果定喘,黄芩清热,苏子降气,半夏燥痰,共收止咳平喘之功。

案二十四:马 脾 风

患儿××,二岁。二天来突然喘急声嘶,胸高气促,陷下作坑,痰壅鼻煽,烦躁闷乱,唇口发青,厌食,便秘,尿少。舌干口燥,脉细数。

诊断:马脾风

治法:宣肺清热

方剂:五虎汤

药物:麻黄3.5克、杏仁3.5克、甘草5克、生石膏7.5克、茶叶5克,水煎服,日二次。

按:本病辨证主症为暴喘,心下作坑,闷乱不安。其发病机制乃系寒邪外束,郁而化热,痰热内盛,闭阻肺窍,出现危候。速服此方,可收肃肺平喘之效。

案二十五:郁 热 伤 肺

患儿××,三岁。三个月来经常身热汗出,夜间尤甚,咳嗽气急,食欲欠佳,形体消瘦,二便正常。脉虚数,指纹淡红,舌苔白干。

诊断:郁热伤肺

治法:清肺调中

方剂:泻白散

药物:地骨皮7.5克、桑白皮7.5克、甘草5克、粳米一盅,水煎服,日二次。

按:脉证系肺有郁火,火烁其肺,势必咳嗽;郁热熏蒸,因而汗出。方用泻白散以清肺调中。桑白皮泻肺火,地骨皮退虚热,甘草补脾益肺,粳米和中,审证明确,投之立效,方中亦可加入百部。

案二十六:肺 痈

患儿××,九岁。半个月来发热,咳嗽胸痛,吐黄色黏液痰,有臭味,食欲欠佳,精神萎靡,大便正常,尿色淡黄。脉虚数,舌苔白腻。

诊断：肺痈

治法：清热解毒

方剂：千金苇茎汤

药物：苇茎20克、薏米10克、冬瓜仁10克、桃仁7.5克，水煎服，日二次。

按：脉证是湿热之邪结于肺，阻其气血不行而为痈，方用苇茎解气分之热结，桃仁泻血分之热结；薏米利湿，清热结之源，冬瓜仁排瘀开邪结之路。双皮、川贝、百合、天冬、麦冬、紫菀等都可随症斟酌加入。

案二十七：肺　　痈

患儿××，九岁。一年来咳嗽胸痛，咳吐浊痰，带腥臭味，面色萎黄，精神疲倦，身体消瘦，食欲欠佳，二便正常。脉沉数，口干舌燥。

诊断：肺痈（正伤毒溃）

治法：开提肺气、清热解毒

方剂：桔梗汤

药物：桔梗20克、甘草15克，水煎服，日二次。

按：咳吐浊痰，肺痈已成，当治以解毒排脓之法。溯此病原因湿热蕴结而成，故以桔梗开之；热聚则成毒，故以甘草解之。如发热可酌加双花、连翘、黄芩等药物。

案二十八：外 感 夹 食

患儿××，二岁。晨起发热头痛，继则恶心呕吐，呕吐宿食及黏液，腹胀，腹泻，大便带酸臭味，口渴尿少。脉浮滑，口干舌燥。

诊断：外感夹食

治法：理气和中、芳香解秽

方剂：藿香正气汤

药物：藿香3.5克、紫苏3.5克、大腹皮3.5克、桔梗2.5克、白术2.5克、茯苓3.5克、厚朴2.5克、半夏2.5克、陈皮2.5克、白芷3.5克、甘草2.5克、生姜2片、大枣4枚，水煎服，日二次。

按：本病多发生在夏秋之间，不正之气由口鼻传入，与邪伤肌表不同，故不用辛温发汗之品以解表，而用芳香化浊之品以除秽。藿香理气和中，辟恶止呕；紫苏、白芷、桔梗解表利膈；大腹皮、厚朴消满；陈皮、半夏除痰以疏里滞；茯苓、白术、甘草益脾祛湿以补正气，正气通畅则病获愈。

案二十九：虚 热 呕 吐

患儿××，三个月。乳后呈喷射状呕吐，混有黏液，微带黄色，味酸。形体逐渐消瘦，颜面苍白，满脸皱纹，形同老人，精神不振，大便干，小便量少。脉纹淡，苔白干。

诊断：虚热呕吐

治法：补虚清热、降逆止呕

方剂：橘皮竹茹汤

药物：橘皮 5 克、竹茹 5 克、人参 5 克、甘草 3.5 克、半夏 2.5 克、麦冬 7.5 克、赤茯苓 5 克、枇杷叶 5 克、生姜 3 片、大枣 4 枚，水煎服，日二次。

按：本病系由胃火上冲，肝胆之火助之，肺气不得肃降所致。竹茹、麦冬、枇杷叶清肺和胃而降逆，肺气清而肝自平。半夏降痰逆，赤茯苓降心火，人参、甘草、大枣扶助脾气而呕吐自止。

案三十：胃 寒 呕 吐

患儿××，十岁。二十多天来头痛发凉，呕吐涎沫，胸中逆满，饮食减少，精神不振，二便正常。脉沉迟，苔白润。

诊断：胃寒呕吐

治法：温胃、降逆、止呕

方剂：吴茱萸汤

药物：炒吴茱萸 7.5 克、人参 5 克、生姜 3 片、大枣 6 枚，水煎服，日二次。

按：脉证系胃寒呕吐。胸为阳位，呕而胸满，为阴邪占据阳位，故重用生姜、吴茱萸之大辛大热，以通心中之阳，以破阴霾之气；佐以人参、大枣，以健脾胃之气。逆上之阴邪消除，则头痛吐逆等症自愈。

案三十一：停 饮 呕 吐

患儿××，十三岁。二个月来食则干呕，心下痞，腹满肠鸣，全身乏力，面色苍白,二便正常。脉沉数,舌苔薄白。

诊断:停饮干呕

治法:除饮、降逆、消痞、止呕

方剂:半夏泻心汤

药物:半夏5克、黄芩5克、干姜5克、人参5克、甘草5克、黄连2.5克、大枣8枚,水煎服,日二次。

按:呕而肠鸣,不下利,心下痞,不因误下即因水饮停心下,上逆为呕,下干为肠鸣,饮不除则痞不消。而蠲饮必资培补中气。方中人参、甘草、大枣健脾益气,半夏降逆止呕,复得干姜之温散,使痞消退而干呕自止。

注:满而无痛曰"痞"。

案三十二:蓄 水 呕 吐

患儿××,七岁。二个月来食后呕吐,呕吐清水,混有食物残渣,吐后口渴,精神疲倦,面色萎黄,心下有振水音,大便时干时溏,小便少。脉沉迟,舌苔薄白。

诊断:蓄水呕吐

治法:通阳、化气、利水

方剂:茯苓泽泻汤

药物:茯苓20克、泽泻15克、桂枝5克、白术7.5克、甘草5克、生姜4片,水煎服,日二次。

按:吐水、心下有振水音,乃系水饮为病,膀胱气化不行。方中茯苓、泽泻皆化气之品,白术燥湿健脾,以甘草、生姜和胃止呕,桂枝助膀胱通阳化气,气化行、水湿利,而呕吐自止。无表热而用桂枝者,因其非仅攻表,亦能通行津液促膀胱之气化。

案三十三:胃 热 呕 吐

患儿××,二岁。四天来,食入即吐,出气热,口渴,精神疲倦,三天未大便,小便色黄。脉纹红紫,舌色绛。

诊断:胃热呕吐

治方:清热止吐

方剂: 大黄甘草汤

药物: 大黄 5 克、甘草 3.5 克, 水煎服, 得下, 止后服。

按: 本病以出气热, 食入即吐为辨证要点。该儿素有胃热, 大便不通, 得食则两热相搏, 食已入即吐, 吐而不已, 有升无降。以大黄甘草汤缓下之, 下窍得通, 热不上逆, 吐即愈矣。

案三十四: 胃 寒 呕 吐

患儿 ××, 十四岁。三周来腹痛肠鸣, 胸胁胀满, 呕吐不食, 不渴, 精神不振, 颜面苍白, 大便时溏, 小便量少。脉沉紧, 舌淡苔白。

诊断: 胃寒呕吐

治法: 温肾益胃

方剂: 附子粳米汤

药物: 附子 10 克、半夏 5 克、甘草 7.5 克、大枣 8 枚、粳米一盅, 水煎服, 日二次。

按: 本病系阳气不足, 脾胃生寒, 而腹痛肠鸣, 寒气流窜则胸胁胀满, 寒气上逆则发为呕吐。方中用半夏降逆止呕, 附子温肾益胃, 佐以甘草、粳米、大枣调和胃气, 使胃寒除, 逆气平, 而呕吐自止。

案三十五: 水 逆

患儿 ××, 四岁。两天来发热, 烦躁引饮, 饮入即吐, 吐后大渴不止, 随饮随吐, 二目塌陷, 精神疲倦, 食欲减退, 大便未动, 小便量小。脉浮, 舌苔薄白。

诊断: 水逆

治法: 解表、温阳、利水

方剂: 五苓散

药物: 猪苓 5 克、茯苓 7.5 克、泽泻 7.5 克、白术 7.5 克、桂枝 5 克, 水煎服, 日三次。

按: 本病辨证以烦渴引饮, 水入即吐为主。《素问·经脉别论》: "饮入于胃, 游溢精气, 上输于脾, 脾气散精, 上归于肺。" 脾不能散精上归于肺, 故水逆之证作矣。然表里之邪不能因利水而两解, 故必加桂枝以解之, 水精四布, 上滋心肺, 外达皮毛, 微汗一出, 而病获安。

案三十六：胃虚寒吐

患儿××，两岁。七天来大便溏泻，同时恶心呕吐，不欲食，口微渴，颜面苍白，精神疲倦。经治后，腹泻停止，惟有恶心呕吐不止，多眠睡，小便量少，口干舌燥，脉迟缓。

诊断：胃虚寒吐

治法：和中健脾

方剂：异功散去甘草

药物：人参5克、焦白术5克、茯苓7.5克、陈皮5克、生姜2片、大枣4枚，水煎服，日二次。

按：本病与案三十四胃寒呕吐辨证不同之处在于：本病为无腹痛雷鸣，胸胁满闷之症，而见迟缓之脉。其泄泻止而呕吐不休，系脾胃虚寒。治以人参、大枣大补中气、生津止渴，茯苓、白术健脾利湿，陈皮理气止呕，生姜温胃和中。

案三十七：伤食证

患儿××，四岁。四天来，两手心发热，自汗，口鼻气热，腹胀呃逆，呕吐食物，带伤食味，食欲减退，大便酸臭，小便色黄。脉滑数，苔白腻。

诊断：伤食证

治法：健胃消食

方剂：保和丸

药物：神曲5克、山楂5克、茯苓5克、半夏5克、陈皮5克、连翘5克、莱菔子5克、麦芽5克，共研面，炼蜜为丸，每丸2.5克大，每服1丸，日二次，饭后服。

按：本病辨证要点为腹胀呕恶，便、吐物伤食味，手心热等。多由于恣意予食，毫不节制，宿食不消，脾胃失其健运之常，以致腹胀呕恶之症。方用山楂消肉食，麦芽消谷食，神曲消食健胃，莱菔子下气，茯苓渗湿，连翘散结，陈皮、半夏健脾化痰，食消脾健，诸症悉减而愈。

案三十八：暑 热 泻

患儿××,三岁。时值夏令,四天来发热口渴,面赤唇红,口气熏手,腹痛腹胀,大便日十五六次,量多、色黄、稀水样、夹有泡沫,烦躁拒食,尿少。脉濡数,舌红苔黄。

诊断：暑热泻

治法：清热利湿

方剂：六一散

药物：滑石30克、甘草5克,共研面,每服5克,白开水送下,日三次。

按：本病辨证以暑令烦热口渴,腹泻量多、色黄,尿少,脉濡数为主。盖以暑令内外俱热,暑伤元气所致。用参、芪补气则热愈甚;用芩、连清热则气更伤;善攻热者不使伤人元气,善补虚者不使助其邪气,必得甘淡平和之品主之。滑石味淡能上清水源,下通水道,荡涤六腑之邪热从小便出;甘草味甘,调和内外,止渴生津,保元气而泻虚火。若心烦甚者,可加朱砂少许,暑热扰中,心神不安,必得朱砂以镇之。

案三十九：湿 泻

患儿××,三岁。十天来口渴,腹胀,腹泻,一日十二三次,稀水便,量多,尿少,颜面苍白,精神不振。脉迟细,苔白干。

诊断：湿泻

治法：利水燥湿

方剂：胃苓汤

药物：苍术3.5克、厚朴3.5克、陈皮5克、甘草3.5克、泽泻5克、猪苓5克、茯苓3.5克、桂枝2.5克、白术3.5克、生姜3片,水煎服,日三次。

按：本病辨证与暑湿泻不同之点在于无烦热、腹胀、濡数脉,因脾湿太过,则腹满泄泻。苍术燥湿运脾,长于发汗,迅于除湿;湿因于气滞,故佐以陈皮理气;脾得补而健运,故补之以甘草、白术;而猪苓、泽泻、茯苓、桂枝为化气之品,使膀胱化气、水津四布、水道通调,湿从小便解矣;湿邪去,泄泻、腹胀等症自除。

~ 案四十：脾 虚 泻 ~

患儿 ××，二岁。五个月来，食少腹胀，但按之绵软，面黄肌瘦，不爱玩，大便一日三四次，不消化样便。舌淡，指纹不显露，脉虚缓。

诊断：脾虚泻

治法：健脾止泻

方剂：参苓白术散

药物：人参 3.5 克、白术 3.5 克、炒扁豆 3.5 克、陈皮 3.5 克、山药 3.5 克、莲肉 7.5 克、薏米 7.5 克、砂仁 2.5 克、茯苓 5 克、桔梗 3.5 克、甘草 3.5 克、大枣 3 枚，水煎服，日二次。

按：本病辨证在于腹胀按之柔软，排出不消化便，面黄肌瘦等。脾虚，运化失常，故用健脾止泻法。方中人参、茯苓、白术、扁豆健脾，陈皮、砂仁理气，山药、莲肉固肠止泻，大枣益脾，脾气健运而泄泻自止。

~ 案四十一：食滞夹热泻 ~

患儿 ××，四个月。三天来身热多啼，腹泻，日七八次，黏液绿色便，混有奶瓣，乳食减少。小便短黄，指纹紫滞。

诊断：食滞夹热泻

治法：清热消导

方剂：紫金散

药物：红大戟 1.5 克、草河车 1.5 克、雄黄 1.5 克、千金霜 7.5 克、山慈菇 7.5 克、麝香 0.5 克、五倍子 7.5 克。上药共为细面，每服 0.05 克，温开水送下，日二次。

按：本病辨证要点为黏液夹杂奶瓣样便。因婴儿胃肠柔嫩，消化力薄弱，乳食不节，致消化迟滞，滞则发热，热气下迫，而见大便黏滞，带有绿色奶瓣。方中大戟、草河车、千金霜利水解毒，山慈菇、雄黄清热解毒，五倍子收敛止泻，麝香通关利窍。滞除、热清、毒解，而泄泻自止。方中除去麝香亦可。

案四十二：伤 食 泻

患儿 ××，四岁。三天来腹胀痛，大便一日六七次，气味如败卵，干噫食臭，食欲减退，尿短黄。苔白腻，脉滑数。

诊断：伤食泻

治法：消食止泻

方剂：保和丸

药物：神曲5克、山楂5克、茯苓5克、半夏5克、陈皮5克、连翘5克、莱菔子5克、麦芽5克，共为细面，蜜丸2.5克重，每服1丸，日二次，饭后服。

按：参看案三十七伤食证。

案四十三：寒 泻

患儿 ××，三岁。二十天来肠鸣腹痛，喜热手揉按，大便鸭溏，日五六次，无腐臭气味。颜面苍白，四肢欠温，小便清长。舌质淡，脉沉迟。

诊断：寒泻

治法：温中止泻

方剂：理中汤

药物：人参5克、白术5克、干姜3.5克、甘草5克，水煎服，日二次。

按：脉证系脾胃虚寒所致。胃阳不足而肠鸣，脾阳虚则四肢欠温。治以理中者，以其能温脾燥湿。人参、白术健脾，干姜温中散寒，甘草和中。共收温中散寒、健脾止泻之效。

案四十四：湿 热 泻

患儿 ××，两岁。腹泻四天，日十余次，为稀水样便。身微热，时腹痛，无后重便脓血。食减口渴，小便短涩。苔白腻，脉滑数。

诊断：湿热泻

治法：清热、利湿、止泻

方剂：胃苓汤加芩连

药物：苍术2.5克、厚朴2.5克、陈皮3.5克、泽泻3.5克、茯苓7.5克、猪苓

3.5 克、桂枝 2.5 克、白术 2.5 克、甘草 2.5 克、黄连 2.5 克、黄芩 3.5 克,水煎服,日三次。

按：胃苓汤有健脾燥湿和通利水道的功能,使湿从小便解。加芩、连以清热,湿除热清而泻止。

案四十五：热　痢

患儿 ××,四岁。两天来发热无汗,腹痛腹泻。开始为黏液稀便,继而便脓血,里急后重,口渴,食减。苔白干,脉滑数。

诊断：热痢

治法：清热止痢

方剂：白头翁汤加木香

药物：白头翁 10 克、秦皮 7.5 克、黄连 7.5 克、黄柏 7.5 克、木香 7.5 克,水煎服,日三次。

按：经云"暴注下迫,皆属于热"。肝经邪热下迫大肠,故腹痛便脓血;肝邪热甚则气滞,其恶浊之物欲出而不得,故里急后重。方中白头翁、秦皮清热止痢,黄连、黄柏苦寒坚肠,木香理气,热清、肠坚、气调而痢自止。方中亦可酌加焦楂以除食滞。

案四十六：湿热积滞下痢

患儿 ××,九岁。三天来发热,腹胀腹痛,干哕不食,痢下脓血,稠黏恶臭,后重窘迫,肛门灼热,口渴喜冷,烦躁不宁,小便短黄。舌质红,苔黄腻,脉沉实。

诊断：湿热积滞下痢

治法：通利清热

方剂：大承气汤

药物：大黄 10 克、枳实 12.5 克、厚朴 10 克、芒硝 7.5 克,水煎服。先煎大黄、枳实、厚朴,去渣后,再纳芒硝,更微火二三沸,三次分服。

按：本病与案四十五热痢临床所见颇相类似,惟腹胀、便带恶臭,滞下窘迫异耳。盖时当夏秋之间,郁热熏蒸,过食生冷,饮食停滞,脾胃之气不得宣通,以致发热,腹胀剧痛,脓血便,滞下窘迫等症作矣。如不与泄热之药,恐神昏、惊厥、呕吐等症同时并发,使病情迅速恶化。方用承气者,以热淫于内治以咸寒、苦寒之品,腹胀佐以枳、朴等导滞药,湿热积滞除而痢自止。

案四十七:噤 口 痢

患儿××,五岁。两天来腹痛,干哕拒食,脓血黏液便,里急后重,四肢不温,颜面苍白,精神萎靡,咽干口渴,小便短黄。舌苔白干,脉细数。

诊断:噤口痢

治法:养胃生津、清热止痢

方剂:救胃煎

药物:生地7.5克、白芍7.5克、黄连7.5克、黄芩7.5克、玉竹7.5克、花粉7.5克、生石膏10克、炒杏仁5克、桔梗3.5克、麦冬7.5克、枳壳10克、厚朴3.5克、甘草3.5克,水煎服,日三次。

按:本病辨证,主要为干哕拒食,咽干口渴,为胃肠热灼,津液不生之候。故急用生津液之剂以救胃阴。方中生地、白芍、玉竹、麦冬、花粉为生津养阴主药,黄芩、黄连坚肠止痢,桔梗、杏仁开提肺气,石膏清热,甘草和中,枳壳、厚朴下气宽中。津液生、饮食下,则有向愈之机。

赘言:痢疾噤口不食,无寒症者,香附、砂仁、橘皮、半夏等燥性药不用为宜,以免津液重伤而加重病情。

案四十八:白 痢

患儿××,四岁。三天来全身不适,寒热往来,腹痛少食,大便日十余次,脓性便,后重甚,精神倦怠,小便短涩。苔白腻,脉细数。

诊断:白痢

治法:清肺平肝

方剂:白虎汤加味

药物:生石膏7.5克、知母5克、甘草5克、炒杏仁2.5克、厚朴5克、桔梗5克、白芍7.5克、黄芩7.5克、滑石5克、葛根粉7.5克,水煎服,日三次。

按:热伤气分则患白痢。清热则白痢可止,调气则后重自除。方用白虎汤者,以其专清肺热。加杏仁、桔梗、厚朴以利肺气,加白芍、甘草以平肝缓解腹痛,加滑石通利小便,使热气分消,加葛根以疏表,肺气清、肝气平,而痢遂止。

案四十九：虚 滑 痢

患儿 ××，三岁。二十多天前患痢疾，经治后痢轻，能进食，不发热。但便次多，仍带脓血，无后重，口不渴。苔白润，脉沉迟。

诊断：虚滑痢

治法：温中止痢

方剂：桃花汤

药物：赤石脂15克、干姜5克、粳米一盅，水煎服，日三次。

按：痢疾本属热症，但泻痢日久，多有转为虚寒者。桃花汤专为久痢虚滑无后重而设，不可误用于热痢。方中赤石脂性涩止痢，干姜、粳米温中祛寒，共奏温中止痢之效。

案五十：痢 后 伤 阴

患儿 ××，六岁。四周前患痢疾，经治后脓血便消失，无后重，食欲转佳，口渴，有时发热，身体消瘦，精神疲倦，颜面苍白，大便不消化，稍混黏液。舌淡，脉虚。

诊断：痢后伤阴

治法：补脾滋阴

方剂：归地养营汤

药物：当归7.5克、生地7.5克、山药7.5克、麦冬7.5克、白芍7.5克、莲肉7.5克、桑叶7.5克、荷叶7.5克、石斛7.5克、玉竹7.5克、甘草5克，水煎服，日三次。

按：久痢阴血受伤，脾统血，因而脾阴不足，是以痢后当补脾阴，而不宜温阳。故姜、桂、附、苓、砂、陈、术、芪等药皆非所宜，惟归地养营汤，一派滋养脾阴之药，才能收效。

案五十一：湿 盛 水 肿

患儿 ××，五岁。一周来颜面及全身浮肿，阴囊水肿，不热，不渴，食欲欠佳，尿少黄，苔白腻，脉沉缓。

诊断：湿盛水肿

治法：利水消肿

方剂：胃苓汤

药物：苍术 7.5 克、白术 7.5 克、桂枝 5 克、泽泻 7.5 克、猪苓 7.5 克、甘草 3.5 克、茯苓 20 克、厚朴 10 克、陈皮 10 克，水煎服，日三次。

按：脾喜燥而恶湿，脾为湿邪所困则腹胀，胸中阳气不宣则气短，膀胱不得气化，失通调水道之能，水气泛溢则发为全身浮肿。方中苍术、厚朴除湿消胀，佐以陈皮、甘草健运脾气，白术、猪苓、茯苓、泽泻、桂枝等化气之品，使膀胱气化，水道通调，湿从小便解而肿自消矣。

案五十二：阳 水 肿

患儿 ××，四岁。八天前微热，继则全身浮肿，肾囊水肿，但无腹胀、气短、精神倦怠等症，食欲尚好，尿少。舌苔薄白，脉浮缓。

诊断：阳水肿

治法：健脾利湿

方剂：五苓散加味

药物：桂枝 5 克、茯苓 15 克、猪苓 7.5 克、白术 7.5 克、泽泻 7.5 克、防己 12.5 克、地肤子 12.5 克、生姜 4 片，水煎服，日三次。

按：本方与湿水肿鉴别，主要为无腹胀、气短之症，而见浮缓之脉。方中猪苓、茯苓、泽泻皆利湿之品，白术、茯苓均为健脾之药，桂枝助膀胱化气，地肤子、防己消肌肤之水湿，共奏健脾利湿消肿之效。

赘言：燥利之药，不宜用于血尿，慎之。

案五十三：脾 虚 水 肿

患儿 ××，八岁。二十天前患腹泻，经治已愈，惟口渴，腹胀，全身浮肿，颜面苍白，精神不振，食欲欠佳。经某医院治以四苓散加木通，服三剂后，溺时茎中痛，呕逆，且浮肿加重。舌淡，脉虚缓。

诊断：脾虚浮肿

治法：健脾益气

方剂：六君子汤

药物:人参 7.5 克、茯苓 7.5 克、焦白术 7.5 克、半夏 3.5 克、陈皮 5 克、甘草 5 克,水煎服,日三次。

按:久泻损阳伤脾,多饮不化势必虚肿腹胀。若治以辛散之品,恐津液重伤;治以利尿等药,愈利中气愈虚。治以六君子汤者,以人参甘温大补元气,白术苦温燥湿,茯苓利湿泄热,甘草和中补脾,陈皮理气,半夏除痰,阳升脾健,饮食增进而水肿自退矣。以补剂治腹胀,即《内经》所谓"塞因塞用"。

赘言:病后食欲不振,疲倦嗜眠,虚性腹胀、虚寒腹痛、腹泻等均效。

案五十四:湿 热 水 肿

患儿 ××,四岁。十多天来食减口渴,全身浮肿,尿量少,色深红,精神不振。苔白腻,脉滑数。

诊断:湿热水肿

治法:育阴利水

方剂:猪苓汤加味

药物:薏米 20 克、猪苓 12.5 克、茯苓 12.5 克、滑石粉 12.5 克、泽泻 12.5克、阿胶 12.5 克,水煎服,日三次。

按:本病辨证要点为尿色深红,脉象滑数。系下焦湿热所致,故治以猪苓汤。本方与五苓散在运用中有所区别。五苓散为温阳行水之方;猪苓汤为利水育阴而设。方中阿胶从育阴中利水,薏米于健脾中利湿,滑石粉解肌行水,合二苓、泽泻利湿清热,效果较好。

赘言:本方治尿血亦可。

案五十五:脾肺两虚水肿

患儿 ××,六岁。二年来患水肿,肚大脐突,咳嗽喘满,一身悉肿,按之塌陷,不能自转侧,食饮不下,颜面㿠白,精神疲惫,二便秘涩,屡经治疗,时肿时消。苔白腻,脉沉缓。

诊断:脾肺两虚水肿

治法:补脾益肺

方剂:茯苓导水汤

药物:泽泻 7.5 克、茯苓 7.5 克、麦冬 7.5 克、白术 7.5 克、桑白皮 5 克、紫苏 5 克、槟榔 5 克、木瓜 5 克、大腹皮 3.5 克、陈皮 3.5 克、砂仁 3.5 克、木香 3.5 克,水煎服,日二次。

按: 本病辨证为脾肺两虚。脾虚则腹胀少食,一身悉肿;肺虚则咳嗽喘满,面色㿠白。方用茯苓导水汤治肺兼理气。肺为水之上源,肺得清肃则水道通调;脾主中州,脾得健运犹如筑堤坚固,水即顺流而下,不致泛滥横流。泽泻、茯苓、木瓜、槟榔利水除湿,桑白皮、麦冬功专清肺,白术、大腹皮健脾利湿,苏梗、陈皮、砂仁、木香理中调气。肺肃脾健,水肿自消矣。

案五十六: 水肿合并肌衄

患儿 ××,五岁。四个月来全身水肿,不发热,鼻孔有时流血,齿龈溃烂,腰及臀部有紫斑七八块,大如铜钱,两下肢有散在瘀点,尿少色红,时腹痛。舌红苔白,脉细数。

诊断: 水肿合并肌衄

治法: 清热凉血

方剂: 生地凉血汤

药物: 生地 20 克、川芎 3.5 克、黄芩 7.5 克、侧柏叶 7.5 克、桔梗 5 克、栀子 5 克、蒲黄 7.5 克、阿胶 7.5 克、白茅根 7.5 克、丹皮 7.5 克、白芍 7.5 克、甘草 3.5 克,水煎服,日三次。

按: 物有本末,事有终始,病有标本,治有先后。认清缓急庶不致误。衄血与水肿同时发生,当以衄血为急务,水肿尚可缓治。用生地凉血汤以清热凉血,衄血止后,又继服猪苓汤,水肿、血尿相继消失。

案五十七: 风　　水

患儿 ××,十一岁。四天来突然发热恶寒,颜面浮肿,逐渐全身悉肿,腰以上水肿显著,咳嗽气短,呕吐,不欲食,尿短黄。苔薄白,脉浮缓。

诊断: 风水

治法: 解表疏风

方剂: 越婢加术汤

药物: 麻黄 7.5 克、生石膏 15 克、白术 10 克、甘草 5 克、生姜 4 片、大枣 5 枚,水煎服,日二次。

按：本病辨证要点为起病发热恶寒，继而一身悉肿，腰以上浮肿显著，脉象浮缓等。盖风为阳邪，故发热恶寒，肺失肃降，不能通调水道下输膀胱，致水溢皮下，故一身悉肿。方中石膏清里热，麻黄肃肺解表，白术健脾渗湿，加生姜助散表邪，加大枣扶脾气。表邪解、肺气宣而风水自除。

案五十八：阴　水　肿

患儿 ××，四岁。两个月来全身浮肿，胸腹胀满，不发热，不口渴，面色苍白，喜热饮热食，大便溏薄，日二三次，小便少而清。苔白滑，脉沉细。

诊断：阴水肿

治法：温中利湿

方剂：实脾饮

药物：白术 10 克、茯苓 10 克、甘草 5 克、厚朴 7.5 克、大腹皮 7.5 克、草果 5 克、木香 3.5 克、木瓜 7.5 克、附子 5 克、干姜 2.5 克、人参 7.5 克、大枣 4 枚，水煎服，日二次。

按：阴水属里虚寒证，与阳水表实热迥别。本病系由于脾虚不能制水，肾虚不能主水所致。脾虚以白术、人参、甘草补之；脾肾虚寒以干姜、附子温之；脾湿以大腹皮、茯苓利之；腹满以木香、厚朴、草果导之；水湿盛以木瓜燥之。脾实肾温而水肿自消。

案五十九：脾肾两虚水肿

患儿 ××，六岁。患水肿两年余，曾经发汗、利尿、泻下等法治疗，仍有轻度浮肿。全身乏力，面色苍白，腰酸膝软，精神倦怠，食欲欠佳，大便日二三次，时干时溏，尿清量少。舌淡苔白，脉沉细无力。

诊断：脾肾两虚水肿

治法：培补脾肾

方剂：补中益气汤加减

药物：党参 12.5 克、黄芪 12.5 克、白术 12.5 克、陈皮 5 克、山药 7.5 克、枸杞 12.5 克、附子 3 克、肉桂 5 克、茯苓 7.5 克，水煎服，日二次。

按：本病辨证为脾肾两虚。汗、下、利三法用非所宜，故未获痊愈，缠绵经年。脉证出现一派虚象，如再利水，中气愈虚；如再发汗，津液愈伤；如再攻下,脾气愈衰。因而改弦易辙,采用培补脾肾之法。方中人参、黄芪、白术、茯苓、陈皮扶脾气;枸杞、山药、肉桂、附子益肾气。脾气健,肾气复而水肿自可获愈。

案六十：伤 食 腹 痛

患儿××,三岁。三四天来,饮食欠佳,腹痛腹胀,恶心呕吐,渴喜冷饮,口鼻气热,大便干燥,小便短黄。苔黄腻,脉滑数,指纹紫滞。

诊断：伤食腹痛

治法：缓下导滞

方剂：小承气汤

药物：大黄5克、枳实3.5克、厚朴3.5克,水煎服,得下止后服。

按：脉证系由饮食不节,积滞不化,酿成腹满痛等症。用小承气汤以通泄秽物。方中大黄下积,枳实导滞,厚朴调气。本方微和胃气不令大泻也。

赘言：得下后而腹仍痛,可与平胃散加三仙、白芍、香附以消导之。

案六十一：中 寒 腹 痛

患儿××,六岁,男孩。两年来患腹痛,作止无常。每当腹痛时手脚发凉,面色苍白,食少便溏,小便清长,但喜热饮。苔白润,脉沉迟,指纹不显。

诊断：中寒腹痛

治法：温中散寒

方剂：理中汤

药物：人参7.5克、白术10克、干姜7.5克、甘草5克,水煎服,日三次。

按：腹痛发作时,面白肢冷,但喜热饮,脉沉迟等,属寒痛无疑,故治以温中散寒之法。方中人参、白术健脾益气;干姜、甘草温中散寒。脾气健,中州温而腹痛自除。

案六十二：阴阳不调腹痛

患儿××,三岁,女孩。四五天以来,腹部热痛,烦躁口渴,手足心热,食少便干,小便色黄。舌质红,脉滑数,指纹色紫。

诊断：阴阳不调腹痛

治法：调和阴阳

方剂：芍药甘草汤

药物：芍药7.5克、甘草7.5克，水煎服，日二次。

按：《灵枢·终始》说："阴阳俱不足，补阳则阴竭，泻阴则阳脱。如是者，可将以甘药，不可饮以至剂。"本病治以甘、苦之品调和阴阳。甘草味甘，芍药味苦，苦甘合用，使寒热不偏胜，而腹痛自止。

案六十三：蛔　虫　证

患儿××，五岁，男孩。一年来经常腹痛，痛绕脐旁，呕吐清水。按之腹内结聚成团，梗起一条，面唇色淡，饮食二便如常。苔白干，脉沉紧。

诊断：蛔虫证

治方：驱蛔止痛

方剂：驱蛔汤

药物：槟榔12.5克、苦楝皮10克、使君子10克、枳实5克、大黄3.5克、木香2.5克，水煎服，空腹服下，早晚各一次。

按：蛔虫证临床多见，如不及时驱除可能引起其他并发症。方中苦楝皮、使君子均有较好的杀虫作用，单独用也有效。加大黄、槟榔、枳实，以便迅速将蛔虫排出体外，共奏驱蛔止痛之效。

案六十四：蛔　厥

患儿××，七岁，男孩。两天来脘腹疼痛，时作时止，痛时手脚发凉，哭叫不止，痛后一如常儿，曾吐出蛔虫一条。苔白干，脉沉紧。

诊断：蛔厥

治法：安蛔止痛

方剂：乌梅汤

药物：乌梅12.5克、细辛2.5克、干姜5.0克、黄连5克、川椒3.5克、当归3.5克、桂枝5.0克、附子2.5克、人参5.0克、黄柏10克，水煎服，日三次。

按：《素问·至真要大论》说："必伏其所主，而先其所因。"柯琴曰："或收、或散、或逆、或从，随所利而行之，谓其中气，使之和平，是治厥阴之法也。"方中乌梅味酸有安蛔之功；黄连、黄柏味苦，有下蛔之用；桂枝、川椒、细辛、附子、干姜，味辛有伏蛔之能，共奏安蛔止痛之效。

案六十五：饮　痛

患儿××，四岁，女孩。四个月来经常脘腹作痛，心下有水声，不欲饮食，且泛吐清水，面色苍白，精神不振，二便如常。苔白腻，脉弦紧。

诊断：饮痛

治法：渗湿化饮

方剂：二陈汤加味

药物：半夏5克、陈皮7.5克、茯苓7.5克、甘草3.5克、白术7.5克、泽泻7.5克、生姜3片，水煎服，日二次。

按： 本病辨证要点为泛清水，心下有振水音，苔白腻等。方中茯苓、白术、泽泻渗湿化饮，陈皮、半夏理气降逆，甘草调中，饮去腹痛可止。

案六十六：热　痛

患儿××，十二岁，男孩。两年来患心口痛，时作时止，口中气热，渴欲冷饮，二便秘涩。舌红干，脉滑数。

诊断：热痛

治法：下热止痛

方剂：金铃子散

药物：川楝子7.5克、元胡7.5克，共为细末，为一日量，三次分服。改煎剂亦可。

按： 脉证合参知为胃热作痛。古人治痛多用通法，但通法各有不同：调气以和血，调血以和气通也；上逆者使之下行，中结者使之旁达亦通也；虚者助之使通，寒者温之使通，无非通之之法。欲必以泻为通，则失之远矣。金铃子导热下行，元胡理血定痛，通之之法亦在其中矣。

案六十七：气　痛

患儿××，女孩。二十天来，患走窜性脘腹疼痛，无呕吐，但不欲食，二便

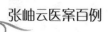

如常,曾服温中散寒药无效。苔白干,脉弦紧。

　　诊断:气痛

　　治法:调气和血

　　方剂:百合汤

　　药物:百合50克、乌药15克,水煎服,日三次。

　　按:脘腹疼痛服温中消食药,每多取效。今本患用而无效,非寒痛可知。据疼痛走窜之性,当属气痛无疑。百合汤有调气和血之能,故用而取效。

案六十八:胸　　痹

　　患儿 ××,七岁,男孩。一个月来,经常胸痛,不咳不喘,食欲尚可,二便如常。苔白润,脉沉小紧。

　　诊断:胸痹

　　治法:开结宣痹

　　方剂:瓜蒌薤白白酒汤

　　药物:瓜蒌25克、薤白7.5克、白酒半盅,水煎服,日三次。

　　按:脉沉紧为阴邪,可知胸痛系阴邪痹阻胸阳,胸阳之气不得贯通所致。方中瓜蒌开胸结,薤白宣通心阳,白酒行气和血,使阴阳、气血调和,而胸痹自除。

案六十九:肝　　着

　　患儿 ××,六岁,女孩。一年来脘腹胀满,胃纳欠佳,面黄肌瘦,神疲肢倦,便溏,尿少,两胁下有痞块,按之略痛。苔白腻,脉沉弦。

　　诊断:肝着

　　治法:舒肝理脾、化瘀攻坚

　　药物:柴胡12.5克、白芍7.5克、青皮7.5克、郁金7.5克、鳖甲10克、牡蛎10克、红花7.5克、桃仁7.5克、焦三仙各30克、甘草5克,水煎服,日二次。

　　按:本病辨证要点主为胁下痞块,脘腹胀满,脉沉弦等。肝主疏泄,性喜条达,肝着则肝失条达,致肝气横逆犯胃伤脾,引起脘腹胀满、食欲不振等。方中柴胡、白芍、青皮、郁金舒肝解郁;红花、桃仁活血逐瘀;三仙健脾消谷兼有导滞之效；鳖甲、牡蛎味咸能软坚消痞；甘草调中又能和诸药，共奏疏肝理脾，化瘀软坚之功。

案七十：脾　疳

患儿 ××，四岁，女孩。四个月来食后腹胀，腹部渐大，青筋暴露，面黄肌瘦，头发枯槁，午后潮热，夜睡盗汗，性情乖戾，精神萎靡，大便日五六次，排出不消化样便，尿色混浊如米泔。舌质淡，脉沉细无力。

诊断：脾疳

治法：健脾消疳

方剂：肥儿丸

药物：人参 10 克、白术 7.5 克、茯苓 15 克、黄连 10 克、胡黄连 25 克、使君子 20 克、焦三仙各 15 克、芦荟 10 克、甘草 7.5 克，共细面，炼蜜作丸，每丸5 克大，每服 1 丸，日二次。

按：脾疳一证，多因禀赋不足，气血虚弱，或乳食不当，恣食肥甘，致饮食停滞胃中，运化迟滞，积而生热，热盛则消耗气血，煎灼津液，则疳成矣。方中人参补气生津，白术、茯苓渗湿，甘草和中，三仙导滞，黄连清热，胡连除蒸，使君子、芦荟杀虫消疳，消中兼补，脾健滞消，血生津复，而疳自愈。

案七十一：气虚脱肛

患儿 ××，四岁，男孩。脱肛三个月。曾患痢疾，颜面苍白，全身乏力，精神倦怠，食欲尚可，大便日四五次，有黏液，无里急后重，尿色淡黄。舌质淡，脉虚数。

诊断：气虚脱肛

治法：补中益气兼清热

方剂：补中益气汤加味

药物：黄芪 15 克、人参 7.5 克、焦白术 5 克、陈皮 5 克、升麻 2.5 克、柴胡2.5 克、当归 5 克、黄连 3.5 克、黄芩 3.5 克、枳壳 5 克、赤石脂 7.5 克，水煎服，日二次。

按：脾胃为后天之本，脏腑肢体皆禀气于脾胃。因饥饱劳役，或里急后重努力过甚等，皆可致中气虚弱，脾气下陷，收摄乏力而脱肛。方中人参、白术、甘草补脾益气，当归和血养阴，柴胡、升麻升胃中下陷之阳气，黄芪建中，陈皮、枳壳理气，赤石脂固肠止脱，黄连、黄芩清胃肠之余热。中气健，脾气升，脱肛自收矣。

案七十二：血　　淋

患儿××，四岁，男孩。八九天来不欲食，无寒热，小便带血，淋漓涩痛，每当排尿时则哭闹不已。舌色绛，脉滑数。

诊断：血淋

治法：清热通淋

方剂：五淋散

药物：赤茯苓15克、白芍10克、栀子10克、当归7.5克、官桂5克、甘草7.5克、灯心草一捻，水煎服，日二次。

按：本病辨证要点为排尿涩痛带血、脉滑数。经云："膀胱者，州都之官，津液藏焉，气化则能出矣。"膀胱之溺必借气化而始出。气平则水精四布，下输膀胱，源清则流洁。气有余则为壮火，壮火食气，则化源失常，为癃闭，为淋涩，为血尿，而水道亦为不利矣。方中赤茯苓清心肺以通上焦之气；当归、白芍滋肝肾以安下焦之气；官桂助膀胱之气化；甘草除小便之涩痛；栀子清热止血。气化行、膀胱利，而尿血涩痛自愈。

案七十三：血　　尿

患儿××，六岁，女孩。一周来尿频尿血，小腹满而无痛，胃呆口渴，精神尚可。舌质红，脉沉数。

诊断：血尿

治法：清热凉血

方剂：蒲灰散

药物：蒲灰5克、滑石粉15克，共同混研，为一日量，三次分服，白水送下。

按：血尿一证和血淋近似，其主要区别在于有痛与否：痛者为血淋，无痛者为血尿。《金匮要略》说："热在下焦者，则尿血。"可见血尿之成因多归于热。如心移热于小肠，小肠火盛，血溢膀胱而为尿血。方中蒲灰消瘀止血，滑石清热利水，故血尿多可获效。

案七十四：肝经湿热

患儿××，十二岁，女孩。两天来寒热往来，两胁下满，有时微痛，口苦厌食，精神不振，小便带血，外阴部肿痛发痒。舌质红，脉弦数。

诊断：肝经湿热

治法：清利肝经湿热

方剂：龙胆泻肝汤

药物：龙胆草5克、栀子5克、黄芩5克、泽泻5克、柴胡5克、车前子7.5克、木通5克、当归7.5克、生地7.5克、甘草5克，水煎服，日二次。

按：肝脉络于阴器，肝经湿热结于下焦则阴肿；胁乃肝之府，肝火盛则痛，遗热于膀胱则尿血。方中龙胆草、柴胡泻肝胆之火，佐以黄芩、栀子、木通、车前子、泽泻，使湿热从小便而出。又恐泻之过甚，有伤肝血，故以生地、当归补之，湿热清而病自已。

案七十五：膀胱湿热

患儿××，六岁，女孩。十几天来，口渴咽干，少腹急满，小便频数不畅，食欲尚可，大便正常。舌质红，脉细数。

诊断：膀胱湿热

治法：清利膀胱湿热

方剂：八正散

药物：木通3.5克、车前子12.5克、萹蓄12.5克、瞿麦12.5克、大黄2.5克、滑石粉12.5克、栀子7.5克、甘草3.5克、灯心一捻，水煎服，日二次。

按：经谓："三焦者，决渎之官，水道出焉；膀胱者，州都之官，津液藏焉，气化则能出矣。"一旦遇有湿热阻滞气化，则不得决渎而出，以致少腹满，小便频数不畅。方中大黄、栀子苦寒泄热，木通、车前子、萹蓄、瞿麦、灯心、滑石皆利湿之药，湿利热亦随之而解矣。湿热去，气化行，则尿频不畅可愈。

案七十六：白　　浊

患儿××，四岁，女孩。两个月以来，小便混有白色黏液物，无痛痒，手心

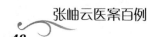

发热,大便秘结,食眠尚可。苔薄白,脉虚数。

诊断:白浊

治法:清热利湿

方剂:苍白二陈汤

药物:苍术5克、白术5克、茯苓5克、半夏3.5克、陈皮3.5克、黄柏7.5克、石菖蒲3.5克、甘草3.5克,水煎服,日二次。

按:本病辨证要点为尿液混浊、无痛痒、脉数。多因小儿生活调护失宜,导致脾虚湿热下陷,发为浊证。在治疗上以健脾利湿为主,清热燥湿为辅。方中苍术、白术、半夏健脾利湿,黄柏、石菖蒲清热燥湿,陈皮利气,甘草调中。脾健湿去热清,而浊自止。

案七十七:中气下陷

患儿××,三岁,男孩。麻疹后出现小便不利,小腹胀满,每当排尿时哭闹不休,必得大人按揉小腹,始得缓解。后来无尿时亦须揉按,稍一离手,即哭闹叫痛。食欲减少,精神倦怠,大便稀溏,日三四次。舌质淡,脉虚弱,指纹不显。

诊断:中气下陷

治法:补中益气

方剂:补中益气汤

药物:黄芪15克、白术5克、陈皮5克、人参7.5克、升麻2.5克、柴胡2.5克、当归5克、甘草5克、生姜3片、大枣4枚,水煎服,日二次。

按:《灵枢·口问》曰:"中气不足,溲便为之变。"疹后中气虚弱,势所必然。前医按石淋治疗未能取效。患儿痛喜揉按,为虚痛之明证,因而采用补中益气而收效。

案七十八:水 疝

患儿××,二岁,男孩。出生后发现阴囊肿大如核桃,按之有波动感,乳食良好,精神活泼,二便正常。舌苔白润,指纹淡红。

诊断:水疝

治法:利水调气、温中散寒

方剂：五苓散加味

药物：桂枝 3.5 克、茯苓 3.5 克、焦白术 3.5 克、泽泻 5 克、猪苓 5 克、小茴香 2.5 克、川楝子 3.5 克、橘核 3.5 克、木香 12.5 克、木通 2.5 克，水煎服，日二次。

按：凡阴囊肿痛，中医通称之曰疝。本病辨证当属水疝。与生俱来，其特点为只肿不痛，触有波动。方用五苓散加味以利水调气，每多获效。参见案三十五水逆证。

案七十九：湿 热 痹 痛

患儿 ××，六岁，男孩。三个月来两膝关节肿痛，自汗乏力，食欲欠佳，小便色黄，大便正常。苔白腻，脉浮数。

诊断：湿热痹痛

治法：清热祛湿、消肿止痛

方剂：四妙散加味

药物：苍术 10 克、木瓜 7.5 克、牛膝 7.5 克、黄柏 10 克、防己 12.5 克、威灵仙 7.5 克、茯苓 10 克、桂枝 5 克、甘草 5 克，水煎服，日二次。

按：本病多因坐卧湿地，或雨淋湿衣，致湿邪凝聚，流注骨节，发为肿痛。方中苍术、茯苓、木瓜、牛膝、黄柏利湿清热；防己、威灵仙消肿定痛；桂枝调和营卫，共奏清热利湿、消肿止痛之效。

案八十：历 节 风

患儿 ××，十四岁，男孩。一年来全身四肢骨节迁徙性肿痛，乏力，气短，头迷，自汗，形体消瘦，精神萎靡，胃呆纳减，有时欲呕。舌质淡，苔白干，脉沉细。

诊断：历节风

治法：调阴阳、健脾气

方剂：桂枝芍药知母汤

药物：桂枝 10 克、白芍 7.5 克、甘草 5 克、麻黄 5 克、附子 5 克、白术 10 克、知母 10 克、防风 10 克、生姜 4 片，水煎服，日二次。

按：本病与湿热痹痛相似，惟以骨节迁徙性肿痛、头迷、气短、脉沉细为异耳。在治法上与湿热痹痛亦有所不同。诸肢关节肿痛，为历节已成，身体消瘦为虚极的表现，头迷、气短为气虚于上，有时欲呕为气逆于中。方用桂枝、麻黄、附子通其阳，用白术、白芍、知母以调其阴，以防风伸其脾气，更加生姜以平其呕逆。阴阳和，脾气健，诸症可愈。

案八十一：瘫　痿

患儿××，十二岁。前三天雨后赤脚下地拣菜，回家后就感觉两小腿肌肉胀痛，当晚又开窗睡觉，次日晨起全身瘫软无力，勉强站立，寸步难移。第三天病情加重，全身瘫痿，卧床不起，不能转侧，语言不清，手不能握固，食欲尚可，二便近常。苔白腻，脉濡缓。

诊断：瘫痿

治法：散风祛湿、通经活络

方剂：加味四妙散

药物：桂枝7.5克、白芍7.5克、威灵仙7.5克、防己7.5克、牛膝5克、苍术5克、黄柏7.5克、木瓜7.5克、甘草5克，水煎服，日二次。

按：本病与痹病不同之处在于痛与不痛而已。盖以风湿之邪郁闭经络所致。风为阳邪，善行而数变；湿邪重浊腻滞，感之则伤人皮肉筋脉。若发汗恐伤其津液气血，若补正驱邪更恐敛邪深入，拟以散风祛湿、通经活络之法，以加味四妙散治之。方中威灵仙、防己、牛膝、木瓜、苍术散风祛湿，黄柏、白芍清热敛阴；桂枝通经活络，共奏散风祛湿，通经活络之效。

案八十二：痿躄（初期）

患儿××，三岁，男孩。四天前突然发热，经治热退，两下肢运动障碍，不能伸屈，肌肉松弛，精神尚可，饮食亦佳，二便正常。苔白腻，脉浮数。

诊断：痿躄（初期）

治法：清热透表、宣痹通络

方剂：葛根芩连汤加味

药物：葛根15克、双花15克、白芍15克、黄连7.5克、黄芩12.5克、石膏20克、全蝎1.5克、蜈蚣3条，水煎服，日二次。

按：本病辨证要点为肢体出现痿软之候。《素问·生气通天论》云："湿热不攘,大筋软短,小筋弛长,软短为拘,弛长为痿。"宜乘其势以攘夺之,苟为不夺则阴血大伤,筋无以养,两下肢逐渐枯细,虚症成矣。方用石膏、黄连、黄芩、双花清热;葛根透表;白芍、全蝎、蜈蚣平肝,更有宣痹通络之效。痿躄初期治疗效果较好。

∽ 案八十三：痿躄（后期） ∾

患儿××,四岁,女孩。六个月前曾高烧,经治热退,以后右下肢出现瘫软,不能伸屈,肌肉由松弛逐渐枯细,每哭时右侧腹部隆起,食欲尚佳,二便如常。舌淡,脉虚。

诊断：痿躄（后期）

治法：补气宣络

方剂：补阳还五汤加味

药物：黄芪40克、当归10克、牛膝7.5克、木瓜7.5克、红花7.5克、桃仁5克、赤芍7.5、地龙7.5克、龟板10克,水煎服,日二次。

按：痿躄迁延日久多属虚候。《素问·痿论》云："治痿独取阳明。"阳明为五脏六腑之海,主润宗筋,宗筋束骨而利关节。若阳明虚不能受水谷之气而布化,则五脏无所禀,宗筋无所养而痿躄作矣。方用黄芪为主,以其能温分肉、实腠理、补中气、健脾胃,当归、红花、桃仁、赤芍、地龙活血通络,牛膝、木瓜、龟板强筋壮骨。血活络通,筋强骨壮而可愈。

∽ 案八十四：下 肢 挛 急 ∾

患儿××,六岁,男孩。五个月以来两下肢抽筋,夜间为甚,时作时止,饮食、二便如常。脉弦数。

诊断：下肢挛急

治法：滋阴缓急

方剂：芍药甘草汤

药物：白芍15克、甘草15克,水煎服,日二次。

按：肢体挛急多由肝阴不能濡润筋脉所致。方中白芍滋阴柔肝,甘草缓急调中,又苦甘合用有人参之气味,可以益气阴,肝阴得滋则筋有所养而舒适矣。

案八十五：柔　痉

患儿××，五岁，女孩。一周来头项强，以伸颈为快，自汗出，面额为甚，恶风，纳少，精神明了，二便如常。苔薄白，脉沉迟。

诊断：柔痉

治法：调和营卫、清热养阴

方剂：瓜蒌桂枝汤

药物：瓜蒌根 12.5 克、桂枝 10 克、白芍 10 克、甘草 7.5 克、生姜 3 片、大枣 4 枚，水煎服，日二次。

按：本病辨证要点为项强自汗。盖痉之为病乃因风淫于外，津液内伤所致。脉沉迟为血虚，非脏寒也。故用姜、桂合草、枣，辛甘以化阳；芍药合草、枣，苦甘以化阴，加瓜蒌根清热养阴。阴阳调和，经气流通，筋脉濡润，则风自解，而痉自止。

案八十六：黄疸（阳黄）

患儿××，四岁，女孩。六天来，全身发热，头晕目眩，肢体倦怠，腹部胀满，恶心少食，二目及皮肤发黄，口微渴，便色灰白，尿色深黄，量少。苔薄黄，脉濡数。

诊断：黄疸（阳黄）

治法：清热利湿

方剂：茵陈蒿汤

药物：茵陈 15 克、栀子 7.5 克、大黄 3.5 克，水煎服，日二次。

按：《金匮要略》记载黄疸有五，惟小儿时期不会有酒疸、女劳疸。盖因小儿阳常有余，而阴常不足，患阳黄者多，患阴黄者少。其发病原因，不外乎胃之燥热，脾之湿化，湿热郁蒸，故全身及面目悉黄。方用茵陈蒿汤，旨在清热利湿利胆，热得清，湿得利，胆汁得疏泄而黄自退。

案八十七：食　痫

患儿××，四岁，男孩。四个月来，腹胀少食，两手心发热，大便日三四次,不消化带有黏液样便,且间发抽搐,每次抽搐二三分钟方告平息。苔白腻,脉滑数。

诊断:食痫

治法:清热镇惊、消食化滞

方剂:救惊散

药物:人参10克、黑丑10克、白丑10克、槟榔10克、大黄10克、远志7.5克、朱砂4克、全蝎7.5克、白僵蚕7.5克、天麻10克、胆南星10克、甘草5克、牛黄1克、梅片1.5克,共为细末,每服1克,日三次。

按:本病辨证要点为间歇性抽搐,兼见腹胀、腹泻、厌食之候。食痫一证缘脾胃素虚,内有痰热,复因饮食不节,乳食过量,停滞中脘,加以痰热壅盛,遂成食痫。方用救惊散者,以二丑、槟榔、大黄消胃中积滞,人参、甘草健脾调中,远志、朱砂镇惊安神,白僵蚕、全蝎、天麻祛痰止抽,胆南星、牛黄、梅片除痰清热,惊痫悉可治之。

案八十八:痰　　痫

患儿××,七岁,男孩。两年前患癫痫,十数天发作一次,抽时猝然昏倒,不省人事,口吐白沫,每次约五六分钟。发作前有头痛、头重等感觉,抽停入睡,醒后复常,有时稍有头晕。苔白腻,脉沉弦。

诊断:痰痫

治法:清热祛痰、镇惊安神

方剂:温胆汤加味

药物:陈皮7.5克、半夏5克、茯苓12.5克、竹茹5克、枳实7.5克、天麻7.5克、胆南星7.5克、甘草5克,水煎服,日二次。

按:本病辨证要点为间歇性抽搐,兼见头痛。痫证有属风、属热、属痰、属食之分,并有得自先天之说。但其变化总不出肝、胆、心、肾。由于心虚怯,肝风胆火上逆,痰涎闭阻心窍发为痫证。方用二陈汤以祛痰,加竹茹以清膈上之虚热,加枳实以除三焦之痰壅,热除痰清,痫证可愈。

案八十九:风　　痫

患儿××,三岁,女孩。两天来发热,继而全身抽搐,面红唇赤,口吐白

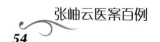

沫,约经二三分钟自行缓解。苔薄白,脉浮数。

诊断:风痫

治法:清热疏表、镇痉息风

方剂:抱龙丸

药物:胆南星 20 克、天竺黄 5 克、朱砂 2.5 克、雄黄 2.5 克、麝香 0.5 克,共研极细末,以甘草膏和丸,每丸 2.5 克重,薄荷汤下。

按:本病辨证要点为发热时出现短暂抽搐。盖因汗出当风,腠理开张,风邪乘隙而入,致化热生风,发为风痫。方中胆南星治风痰抽搐,天竺黄解热,朱砂安神,雄黄解毒,麝香通利关窍,以甘草和中,以薄荷汤送服又可解表疏风。热清、风息,风痫自愈。

案九十:气　　厥

患儿 ××,四岁,男孩。身无寒热,精神活泼,饮食如常,只是一哭即昏厥,每次约一二分钟,口唇发青,甚则尿便失禁。脉沉略滑。

诊断:气厥

治法:通关利窍

方剂:苏合香丸

药物:苏合香油 5 克、冰片 5 克、乳香 5 克、安息香 10 克、丁香 10 克、广木香 10 克、沉香 10 克、香附 10 克、犀角[1]10 克、朱砂 10 克、白术 10 克、麝香 7.5 克,共为细末,苏合香油为丸,每丸 5 克大,每服 1 丸,日三次。

按:本病辨证应与痫证区别,痫证突然抽搐,而气厥仅在哭时憋气。盖因患儿性急躁,每当哭闹时致关窍闭塞,气滞不宣,发为气厥。故用苏合香丸施治,关窍通利而获愈。

案九十一:口　　糜

患儿 ××,两岁,女孩。一周来口舌糜烂,流涎不止,食则哭闹,精神不振,大便溏薄,尿短赤。脉滑数。

---

[1] 犀角现已禁用,整理者为保持医案原貌计予以保留

诊断：口糜

治法：清心泻火

方剂：导赤散

药物：木通5克、竹叶5克、生地7.5克、甘草5克，水煎服，日二次。

按：口糜多缘心火亢盛。舌为心之苗，心火上炎而为口舌糜烂，心火移于小肠而见尿短赤，脉滑数为火亢之象。方用导赤散，使心火从小便而解。方中生地滋阴清热，竹叶清心导热，木通泻心火而入小肠，甘草泻火止痛。心火不亢，口糜自愈。

案九十二：鹅　口　疮

患儿××，一岁，女孩。六七天以来，口舌上满布白屑，形如雪片，不欲乳食，时哭闹。脉纹紫滞。

诊断：鹅口疮

治法：凉血清热

方剂：内服：清热泻脾散；外敷：圣愈散

药物：清热泻脾散：栀子3.5克、生石膏10克、黄连3.5克、生地7.5克、黄芩3.5克、赤茯苓5克、灯心草一捻，水煎服，日二次。

圣愈散：桔梗面25克、猪胆汁适量，调匀后再加入冰片少许，涂鹅口疮处，日二次。

按：本病乃由心脾蕴热所致，故治以凉血清热之法。鹅口疮与口糜同为口腔疾患，但本病以满口舌上生白屑、不流涎为异。方中生石膏、栀子清胃热，黄连泻心火，赤茯苓、灯心草导热从小便而出。再外敷圣愈散，内外相济而疮可愈。

案九十三：口眼歪斜（风中络）

患儿××，六岁，男孩。一周前晨起突然发现口眼歪斜，左眼流泪且闭合不全，身无寒热，精神正常，饮食二便如常。脉浮缓。

诊断：口眼歪斜（风中络）

治法：祛风祛痰

方剂：牵正散

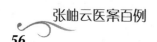

药物：白附子、白僵蚕、全蝎各等份，上药共为细末，每服 1 克，黄酒送下，日二次。

按：足阳明之脉，夹口环唇，足太阳之脉起目内眦。阳明内蓄痰热，太阳外中风邪，故发为口眼歪斜。方中白附子去头面之游风，白僵蚕祛风祛痰，全蝎镇肝息风，黄酒活血通络，庶病可愈。

案九十四：痄　　腮

患儿 ××，三岁，女孩。两天来全身发热，身疼无汗，两腮肿大，按之微痛，食饮欠佳，精神不振，便干，尿黄。苔白腻，脉浮数。

诊断：痄腮

治法：泻心清肺、解毒消肿

方剂：普济消毒饮

药物：黄连 5 克、黄芩 5 克、陈皮 3.5 克、甘草 3.5 克、玄参 3.5 克、连翘 3.5 克、板蓝根 3.5 克、马勃 3.5 克、牛蒡子 3.5 克、白僵蚕 2.5 克、桔梗 3.5 克、柴胡 3.5 克、升麻 2.5 克、薄荷 2.5 克、酒军 3.5 克，水煎服，日三次。

按：本证为邪热客于心、肺之间，复感时邪，上攻头面发为腮肿。方用黄连、黄芩泻心肺之热，柴胡、升麻行少阳之气，玄参、连翘、板蓝根、牛蒡子、马勃、白僵蚕解毒消肿，薄荷疏表邪，桔梗利肺气，酒军通腑气，共奏泻心清肺、解毒消肿之功。

案九十五：瘩　　瘟

患儿 ××，六岁，男孩。三天来，颜面及全身起红色扁平疙瘩，瘙痒异常，搔之红肿成片，腹痛，呕吐，纳减，便干，尿黄。苔薄白，脉浮数。

诊断：瘩瘟

治法：清热、凉血、祛风

方剂：犀角地黄汤加味

药物：生地 15 克、白芍 7.5 克、丹皮 7.5 克、防风 5 克、白芷 5 克、乌药 7.5 克、陈皮 7.5 克、犀角 5 克、神曲 7.5 克、焦楂 7.5 克、枳壳 7.5 克、甘草 5 克，水煎服，日二次。

按语：瘩瘟，即荨麻疹，民间俗称鬼风疙瘩，言其出没无常之意。在治法上以清热、凉血、祛风,佐以宽中健胃之品。方中犀角、生地、丹皮、白芍凉血清热,防风、白芷祛风,乌药、陈皮、枳壳宽中调气,神曲、焦楂健胃消食。用之临床每多取效。

案九十六:百 合 病

患儿××,六岁,女孩。一月前曾患感冒,服发汗药后病情好转,热亦渐退。但后来经常烦乱不安,欲睡不睡,欲食不食,如寒无寒,如热不热,头晕目眩,便干,尿黄。苔红干,脉细数。

诊断:百合病

治法:滋阴润肺

方剂:百合知母汤

药物:百合30克、知母15克,水煎服,日二次。

按:本证多继发热病之后,气阴两虚,病情每多错杂,不可捉摸,故称为百合病。在治疗上独取太阴,盖以肺朝百脉之气,气之为病,非实而不顺,即虚而不足。百合能治邪气之实,补正气之虚;知母入肺,益水之源以育阴。气阴恢复,则诸症可除。

案九十七:阴 虚 盗 汗

患儿××,七岁,女孩。一个多月以来,睡则汗出,醒则汗止。全身乏力,精神不振,食饮欠佳,大便正常,尿色淡黄。苔薄白,脉虚数。

诊断:阴虚盗汗

治法:滋阴清热

方剂:当归六黄汤

药物:当归5克、熟地5克、生地5克、黄柏5克、黄芩5克、黄连5克、黄芪20克,水煎服,日二次。

按:睡则汗出,醒则汗止,当属阴虚之象。方中当归、二地滋阴,黄芩、黄柏、黄连泻热,为治盗汗之本。又恐苦寒伤气,故倍加黄芪以制约之,又能固表敛汗,则盗汗可愈。

案九十八：阴　　痒

患儿××，五岁，女孩。四个月来外阴部红肿瘙痒，夜间尤甚，致患儿时哭闹，尿时微觉疼痛，大便正常。苔白腻，脉沉数。

诊断：阴痒

治法：清热利湿

方剂：龙胆泻肝汤

药物：龙胆草 10 克、栀子 7.5 克、黄芩 5 克、泽泻 7.5 克、柴胡 7.5 克、车前子 12.5 克、木通 3.5 克、当归 7.5 克、甘草 5 克、生地 7.5 克，水煎服，日二次。

按：无湿不作痒，无热不作肿，故阴部肿痛，多为湿热下注。治当清热利湿，使湿热之邪从尿排出而病可愈。详见案七十四肝经湿热证。

案九十九：肌　　衄

患儿××，男孩。三个月以前无故齿龈出血，继则两下肢现紫斑，大如铜钱，小如粟粒，有时腹痛，大便色黑。舌质淡，脉虚数。

诊断：肌衄

治法：滋阴、凉血、清热

方剂：生地凉血汤

药物：生地 10 克、川芎 5 克、黄芩 5 克、侧柏叶 15 克、桔梗 5 克、栀子 10 克、蒲黄 10 克、阿胶 10 克、白茅根 15 克、丹皮 10 克、白芍 15 克、甘草 7.5 克，水煎服，日二次。本方亦可酌加童便混服。

按：盖血遇凉则凝，遇热则妄行，而发为齿衄、鼻衄、肌衄，或便血、尿血等。方中生地、栀子、丹皮、白茅根、侧柏叶凉血清热止血，川芎、蒲黄活血化瘀止血，白芍、阿胶养阴，桔梗清气热，共奏凉血清热止血之效。

案一百：伤　　暑

患儿××，四岁，男孩。十天前发病，身热短气，全身乏力，精神萎靡，自汗，口渴，小便短黄。苔白干，脉虚细。

诊断：伤暑

治法：补气益肺

方剂：生脉散

药物：人参7.5克、麦冬15克、五味子10克，水煎服，日三次。

按：本方呈季节性病。多因暑热伤肺气、耗阴津所致，故现短气、乏力、自汗、口渴、身热、脉虚诸症。治以甘润生津、补气益肺之法。方中人参益气生津，麦冬、五味子滋阴润肺，伤暑用之，多可获愈。

张岫云用方经验

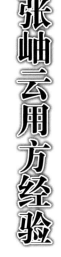

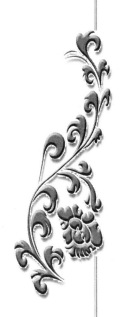

付玉斌　付东升　编著

忆恩师张岫云先生
——代序

每当我翻阅和学习《张岫云医案百例》和恩师传授给我的临床验方集的时候，总是感慨万千，张老的音容笑貌就浮现在眼前，43年前相处的日子仍历历在目。

我和张老相识于1969年6月，当时奉沈阳军区卫生部之命来到辽宁中医学院，参加编写工农兵学员教材及《辽宁中草药手册》。能够参加这项任务，是因为我在中医方面有一定基础，幼承庭训，进入卫生学校中医专业学习五年，毕业后在地方人民医院任中医师四年，应征入伍后成为一名军医，并且负责军首长的保健工作。张岫云老先生是教材编写组的成员之一，因此我有缘结识张老，更有幸成为他的学生。

张老是辽宁中医学院的名老中医之一，擅长中医儿科，当年即有50余年的临床经验，学验俱丰，在同行及群众中享有极高的声誉，有"小儿王"之称。我很仰慕张老的高超医术，渴望得到他的指导，经常利用业余时间登门拜访请教，张老被我的诚意所打动，把他多年总结的临床验方及《医案百例》传授给我。张老总是那么平易近人、和蔼可亲，对我提出的各种问题总是耐心、详细地解答。在张老的指导下，我的中医理论水平及临床水平得到很大提高，受益颇深。

有一天，在抄录《医案百例》过程中，我注意到张老治疗小儿肺炎、小儿支气管炎的药方中很少使用当时就已流行的性味苦寒的清热解毒药，这是学术流派的因素还是另有原因？带着这个问题，我去请教张老，张老笑着回答："小儿为稚阴稚阳之体，易寒易热，这是小儿体质的特殊性，即使是肺热壅盛，滥用苦寒药，也会很快出现纳差、便溏等问题，对后续治疗不利。治疗小儿呼吸系统炎症滥用苦寒药实为一种流弊！而使用甘寒药则既能清肺热，又不会伤及正气，钱乙的泻白散就非常适合治疗小儿肺热证，符合小儿的生理特点。"张老的回答解除了我心中的疑惑。此后，我多次用泻白散加减治疗肺热型小儿肺炎、小儿支气管炎，疗效非常满意。如1975年9月的一天，军政委

4岁的儿子因咳嗽、发热住院,诊断为肺炎,应用抗生素治疗6天,仍高热不退、厌食,脉数而无力,请我会诊以协助治疗。我以泻白散为基础加减,服药6小时后热退、咳止。5剂服完,诸症皆平。清肺热主用甘寒药,慎用苦寒药,是张老用药的一大特色。

有一次,我看到张老针对小儿迁延性肺炎经常使用六君子汤治疗,对此感到很费解,问张老:"您治疗此类肺炎以健脾为主,而不是以清热为主,却取得了很好的疗效,这是为什么?"张老说:"小儿肺炎迁延不愈,多为先天禀赋不足,后天脾胃气虚,运化失司聚而生痰,正气虚弱而易感外邪,正不胜邪则迁延难愈。若再用寒凉攻伐之剂,更伤正气,病邪必不去而加重病情。用六君子汤,脾健则痰自除,正胜则邪自去,这才是治病求本之法。"听后我恍然大悟,后来我把张老这个学术思想运用到临床实践中,收到满意的效果。1973年7月,我在鞍钢铁西医院中学西临床实习,在儿科实习期间,遇到一些患迁延性肺炎的小儿,虽经抗菌药物治疗,仍有咳嗽、低热,听诊肺部湿啰音久不消失。在得到儿科李主任同意后,带教何自亮医师积极支持我运用中医药进行治疗。我注意到这些患儿多体质较差,脾胃虚弱,纳差、便溏,符合张老传授的六君子汤适应证,立即使用此法进行治疗,用药一周左右,多数患儿症状、体征均明显改善,引起了西医同行们对中医药疗法的重视。

关于中医的学习方法,张老对我的影响也很大。由于张老擅用仲景方,我曾问过张老:"您经常使用仲景方,是属于经方派吧?"张老回答说:"我虽注重经方,但不属于哪个学派。学术流派的形成受历史、气候、地域等条件的影响,都有一定的局限性,派别之争没有实际意义。应从临床实际出发,不要偏于哪一家学说,博采众家之长,才能左右逢源。"在张老的影响下,我广泛涉猎历代医学书籍及学术期刊,不再拘泥于一家之言。

张老授业之恩,永生难忘。无论是在部队还是退休后,我一直在用中医药为患者服务。实践证明,从张老学到的经验用之于临床,屡试不爽。每念及恩师,感念之情难以言表,一直想为恩师做点什么,欣闻人民卫生出版社计划出版《张岫云医案百例》这部著作,委托辽宁中医药大学附属医院的张会永医师进行整理。张医师在《辽宁日报》上看到我在2010年两次接受该报采访的报道,得知我是张老的学生,并且藏有张老传授的验方集,便四处打听我的住所,我儿子付东升在辽宁中医药大学附属第二医院从事临床工作,张医师几经周折找到了他,并前来协商出版的相关事宜。张会永医师的诚意使我们很受感动,借此机会将张老的用方经验公之于众,以此报答恩师,告慰恩师的在天之灵。

由于张老的用方经验为口授,记载较为简略,故须对相关方药进行阐释,以方便阅读和理解。我儿子付东升传承家学,注释及按语工作主要由他来完成,本人精力有限,负责审阅定稿。编写说明如下:

1. 因小儿体重不一,所涉及的方药均未标注剂量,应根据体重具体确定,可参考《医案百例》中的用药剂量。

2. 注释及按语中所涉及验方的适应证,均围绕张老的经验进行阐述,涉及张老经验的部分在字体上面加重处理,以保留历史原貌,并引用历代著名医家的相关论述,以深入挖掘张老的学术思想。

3. 不规范的中西医病名,均改为规范病名。

4. 部分张老验方原无方名,根据所治病证自拟方名。

5. 与《医案百例》中的案例相对应的验方,作出标记,以方便读者阅读。

限于水平,虽竭尽全力,亦难免有谬误之处,敬希同道予以批评指正,甚幸!

付玉斌

2012 年 9 月 20 日于沈阳

目 录

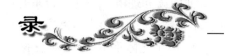

一、肺系用方经验 …………………………………………… 68

  1. 麻杏石甘汤 …………………………………………… 68

  2. 银翘散 ………………………………………………… 68

  3. 泻白散 ………………………………………………… 69

  4. 苇茎汤 ………………………………………………… 70

  5. 竹叶石膏汤 …………………………………………… 71

  6. 养阴清肺汤 …………………………………………… 72

  7. 二仙汤 ………………………………………………… 73

  8. 六君子汤 ……………………………………………… 73

  9. 苓甘五味姜辛汤 ……………………………………… 74

二、脾胃系用方经验 ………………………………………… 75

  1. 藿香正气散 …………………………………………… 75

  2. 香苏饮 ………………………………………………… 75

  3. 六一散 ………………………………………………… 76

  4. 葛根黄芩黄连汤 ……………………………………… 77

  5. 清脾饮 ………………………………………………… 77

  6. 紫金散 ………………………………………………… 78

  7. 胃苓汤 ………………………………………………… 79

  8. 四苓散 ………………………………………………… 79

  9. 茯苓泽泻汤 …………………………………………… 80

  10. 泽泻汤 ……………………………………………… 80

  11. 旋覆代赭汤 ………………………………………… 81

  12. 橘皮竹茹汤 ………………………………………… 82

  13. 消谷善饥方 ………………………………………… 83

  14. 便血方 ……………………………………………… 83

15. 大黄甘草汤 ·· 84

16. 调胃承气汤 ·· 84

17. 肥儿丸 ·· 85

18. 参苓白术散 ·· 85

19. 补中益气汤 ·· 86

20. 增液汤 ·· 86

21. 可保立苏汤 ·· 87

三、心系用方经验 ·· 88

1. 清气凉营方 ·· 88

2. 防己地黄汤 ·· 89

3. 泻心导赤汤 ·· 89

4. 白金丸 ·· 90

5. 黄连阿胶汤 ·· 91

6. 酸枣仁汤 ·· 92

7. 归脾汤 ·· 93

8. 八珍汤 ·· 93

9. 二加龙骨汤 ·· 94

四、肝胆系用方经验 ·· 94

1. 龙胆泻肝汤 ·· 94

2. 瓜丁散 ·· 95

3. 肝脾肿大方 ·· 95

4. 当归四逆汤 ·· 96

5. 芍药甘草汤 ·· 97

五、肾系用方经验 ·· 97

1. 猪苓汤 ·· 97

2. 五苓散 ·· 98

3. 四妙丸 ·· 99

一、肺系用方经验

1. 麻杏石甘汤

来源:《伤寒论》

组成:麻黄　杏仁　生石膏　炙甘草

服法:水煎服。

功用:辛凉疏表,清肺平喘。

主治:咳嗽,喘促,发热,汗出或无汗,口渴,苔黄,脉滑数。**张老习用此方治疗具有上述症状的急性支气管炎、慢性支气管炎急性发作等疾病。**

按语:

1. 病机　本方见于《伤寒论》第 63 条及 162 条。太阳病,应用汗下法之后,出现了"汗出而喘,无大热"的症状,此时不可再使用桂枝汤发汗解表,而应使用麻杏石甘汤来治疗。这是因为本证为肺热气闭,已不属桂枝汤的适应证。尤怡认为:"发汗后,汗出而喘,无大热者,其邪不在肌腠,而入肺中,缘邪气外闭之时,肺中已自蕴热,发汗之后,其邪不从汗而出之表者,必从内而并于肺耳。"(《伤寒贯珠集》)**有很多急慢性支气管炎患者表现为喘促、汗出、发热、口渴等症状,张老认为此皆为风热闭肺所致,喘促是因为肺闭不得宣泄,汗出则是由于热邪迫津外出。治法上当予辛凉疏表,清宣肺热。**

2. 方解　本方以麻黄、石膏配伍,清宣肺热。麻黄因石膏所制,而减弱发汗之力;石膏得麻黄之助,方得以宣散肺中郁热。杏仁肃降肺气,助麻黄平喘,佐以炙甘草调和诸药。尤怡曰:"故以麻黄杏仁之辛而入肺者,利肺气,散邪气,甘草之甘平,石膏之甘辛而寒者,益肺气,除热气,而桂枝不可更行矣。盖肺中邪,非麻黄杏仁不能发,而寒郁之热,非石膏不能除,甘草不特救肺气之困,抑以缓石膏之悍也。"(《伤寒贯珠集》)

3. 参考病案　《张岫云医案百例》第二、二十案。

2. 银翘散

来源:《温病条辨》

组成:连翘　金银花　苦桔梗　薄荷　竹叶　生甘草　荆芥穗　淡豆豉　牛蒡子　芦根

服法:改作汤剂水煎服。

功用：辛凉透表，清热解毒。

主治：发热，微恶寒，无汗或有汗不畅，咳嗽咽痛，口渴，脉浮数。**张老习用此方治疗具有上述症状的风热型肺炎。**

按语：

1. 病机　叶天士云："温邪上受，首先犯肺。"(《温热论》)温热毒邪侵袭肺卫，往往既有卫分证，同时也会有肺热证，这是因为肺开窍于皮毛，卫气由肺的宣发功能布散于肌表，卫阳被郁故可见微恶寒，肺受邪失于宣肃则见咳嗽，咽为肺之门户则见咽喉疼痛。温热之邪为阳邪，易伤津液，故可见口渴。肺炎初起可表现为卫分证，与风热型感冒症状相似，治法上需要疏散卫表之风热，同时清肺系之热毒，截断扭转，以防温热之邪深入气分。

2. 方解　"风淫于内，治以辛凉，佐以苦甘。"本方中金银花能"清络中风火实热，解温疫秽恶浊邪"(《重庆堂随笔》)；连翘则"能透肌解表，清热逐风，为治风热要药"(《医学衷中参西录》)，二药合用既能散风热，又能解热毒，共为君药。薄荷与牛蒡子可以疏散风热，清利头目，解毒利咽。荆芥、豆豉微温，可增散邪之力。芦根、竹叶既能清热，又能生津，以减轻津液之损耗。桔梗与生甘草合用，有很强的利咽功效，同时桔梗又能宣肺止咳，甘草则可调和诸药。张秉成说："银花、连翘、薄荷、荆芥皆辛凉之品，轻扬解散，清利上焦者也；豆豉宣胸化腐，牛蒡利膈清咽，竹叶、芦根清肺胃之热而下达，桔梗、甘草解胸膈之结而上行。"(《成方便读》)

3. 泻白散

来源：《小儿药证直诀》

组成：地骨皮　桑白皮　甘草　粳米

服法：改作汤剂水煎服。

功用：清泻肺热，平喘止咳。

主治：喘咳气急，皮肤蒸热，舌红苔黄，脉细数。**张老习用此方治疗具有上述症状的急性肺炎、迁延性肺炎、急性支气管炎等疾病。若兼汗出，口渴，尿赤，合生石膏、知母、川贝；兼大便黏加黄芩；兼胸痛加瓜蒌。**

按语：

1. 病机　吴鞠通曰："小儿稚阳未充，稚阴未长。"(《温病条辨·解儿难》)这种体质容易出现肺中伏火郁热的病理变化。吴崑说："肺苦气上逆，故喘满；上焦有火，故气急。"(《医方考》)肺外合皮毛，伏火郁蒸，故可见皮肤蒸热。郁火易导致肺阴受伤，舌红苔黄，脉细数均为阴伤之象。季楚重曰："夫火热伤气，救肺之治有三：实热伤肺，用白虎汤以治其标；虚火刑金，用生脉散以治其本；若夫正气不伤，郁火又甚，则泻白散之清肺调中，标本兼治，又补二方之不及也。"（《医宗金鉴·删补名医方论》）小儿急性肺炎、迁延性肺炎等疾病多有**肺中郁火、肺阴耗伤之表现，张老习用泻白散清泻肺中伏热以治标，兼顾滋养肺阴以治本，清热而不伤正，滋养而不留邪，有标本兼治之妙。若兼有壮热，汗出、口渴、便秘、尿赤等症状，则表明不仅有肺中热盛，而热邪已充斥气分，张老习惯合用白虎汤，以清热生津，而不用苦寒直折之法，以防伤津化燥。**

2. 方解　桑白皮甘辛、寒，善清肺热平喘咳，"实邪郁遏，肺窍不得通畅，借此渗之散之，以利肺气"（《药品化义》）；地骨皮甘寒，善清肺热，兼可养阴。二药皆为甘寒质润之品，清肺热而不伤肺阴，无黄芩、黄连苦燥伤阴之弊，尤适用于小儿稚阴之体。**清肺热主用甘寒药，慎用苦寒药，是张老用药的一大特色。**粳米、甘草甘缓补中，培土生金，使肺金清肃，喘咳得平。汪昂曰："桑白皮甘益元气之不足，辛泻肺气之有余，除痰止嗽；地骨皮寒泻肺中之伏火，淡泄肝肾之虚热，凉血退蒸；甘草泻火而益脾，粳米清肺而补胃，并能泻热从小便出。肺主西方，故曰泻白。"（《医方集解·泻火之剂》）

3. 参考病案　《张岫云医案百例》第二十五案。

4. 苇茎汤

来源：苇茎汤《古今录验方》[2]

组成：苇茎　薏苡仁　桃仁　冬瓜子

服法：水煎服。

功用：清肺化痰，逐瘀排脓。

主治：发热，咳嗽，痰黄黏稠腥臭，舌红，苔黄腻，脉滑数。**张老习用此方合泻白散加金银花治疗具有咯吐脓痰症状的肺炎、支气管扩张伴感染、肺脓肿、急性支气管炎等疾病。治疗肺脓肿，老张常另加百合、麦冬、天冬、川贝等药，咯血者加藕节。**

按语：

1. 病机　热毒之邪入肺，炼液为痰，痰热互结，壅塞肺中，肺失宣肃，肺

---

[2] 以往多认为此方出自《备急千金要方》，乃因林亿等校定《金匮要略方论》时，将此方称为《千金》苇茎汤。《外台秘要》卷 10 中引《古今录验方》也有苇茎汤，而后者成书时间早于《备急千金要方》，故本方来源应为《古今录验方》。

气上逆，发为咳嗽。痰热毒邪阻于肺络，血滞为瘀，热毒痰瘀互结，血败肉腐成脓，痈脓破溃，可见咯吐腥臭脓痰；舌红，苔黄腻，脉滑数均为痰热之象。《灵枢·痈疽》说："荣卫稽留于经脉之中，则血泣而不行，不行则卫气从之而不通，壅遏而不得行，故热。大热不止，热胜则肉腐，肉腐则为脓。"**肺内感染性疾病的病理变化与中医痰热内盛、热壅血瘀之病机颇为符合，因此笔者认为张老的上述经验可以描述为：肺内感染性疾病皆可从痈论治。在治法上当以清肺化痰，逐瘀排脓。**

2. 方解　方中苇茎甘寒，善清肺热，"专于利窍，善治肺痈，吐脓血臭痰"（《本经逢源》）；薏苡仁甘淡微寒，善清热排脓；冬瓜子甘凉，功用清肺化痰，利湿排脓；桃仁活血化瘀，与诸药配伍，可奏泻热逐瘀之功。

3. 参考病案：《张岫云医案百例》第二十六案。

5. 竹叶石膏汤

来源：《伤寒论》

组成：竹叶　生石膏　半夏　麦冬　人参　甘草　粳米

服法：水煎服。

功用：清热生津，益气和胃。

主治：身热多汗，心胸烦闷，气逆欲呕，口干喜饮，舌红少津，脉虚数。**张老习用此方治疗具有上述症状的病毒性脑炎后期；亦可用于热病后出汗，恶心，不欲食，烦躁，夜寐不安。**

按语：

1. 病机　本方见于《伤寒论》第397条："伤寒解后，虚羸少气，气逆欲吐，竹叶石膏汤主之。"仲景为热病后，余热未尽，气津已伤，胃气上逆而设。乃清除余热，兼补益气阴，清补并举之法。此证为热病后期，余热尚存，故仍有身热多汗，扰及心神，故心烦不寐；胃喜润而恶燥，热伤胃阴，胃失和降，胃气上逆，故恶心欲吐；热耗阴液，故口干喜饮；"伤寒本是热病，热邪所耗，则精液销烁，元气亏损，故其人必虚羸少气"（《伤寒论辨证广注》）；舌红少苔乃气津两伤之象。此证热势虽不高，但热邪仍滞留肺胃之气分，阻碍气阴恢复，属实中夹虚之证，治法宜清补并举。若只清不补，则气津难复；只补不清，恐热邪复炽。**病毒性脑炎恢复期及一些热病后期可出现身热，汗出，恶心，纳差，夜寐不安等症状，张老习用竹叶石膏汤清补并举，清不伤正，补不敛邪，热邪得清，气津得复，胃气得降，诸证得除。**

2. 方解 此方以生石膏辛甘大寒之性,清肺胃之邪热,以除烦渴;竹叶甘淡寒,能"退虚热烦躁不眠,止烦渴,生津液,利小水"(《本草正义》);人参、麦冬润肺养阴,益胃生津,清心除烦;反佐性温之半夏,又可和胃降逆止呕;粳米甘平养胃,同时防生石膏性寒伤胃;甘草益气和中,调和诸药。张锡纯曰:"大热虽退,仍有余热未清,是以虚羸少气,气逆欲吐,此乃阴虚不能恋阳之象,又兼有外感之余热为之助虐也。故方中用竹叶、石膏以清外感之热,又加人参、麦冬协同石膏以滋阴分之亏,盖石膏与人参并用,原有化合之妙,能于余热未清之际立复真阴也。用半夏者,降逆气以止吐也。用甘草、粳米者,调和胃气以缓石药下侵也"。《医学衷中参西录》)

3. 参考病案 《张岫云医案百例》第十三案。

6. 养阴清肺汤

来源:《重楼玉钥》

组成:生地黄 麦冬 生甘草 玄参 贝母 丹皮 薄荷 白芍

服法:水煎服。

功用:养阴清肺,利咽解毒。

主治:喉间白膜如腐,咽喉肿痛,初起发热,或不发热,鼻干唇燥。**张老习用此方加栀子、黄芩治疗白喉、急性扁桃体炎,伴有便秘者加大黄。**

按语:

1. 病机 素体肺肾阴虚蕴热,复感疫毒,或外感风热之邪,咽喉为肺胃之门户,温热毒邪熏蒸,故见咽喉肿痛。叶天士云:"温邪上受,首先犯肺"(《温热论》),郑宏纲认为白喉"属少阴一经,热邪伏其间,盗其肺金之母气,故喉间起白,缘少阴之脉循喉咙系舌本","缘此症发于肺肾,凡本质不足者,或遇燥气流行,或多食辛热之物,感触而发","总要养阴清肺,兼辛凉而散为主"(《重楼玉钥》)。**张老除使用此方治疗白喉外,还用于治疗急性扁桃体炎,取得显著疗效。**

2. 方解 方中生地黄、玄参,善养阴清热,凉血解毒;麦冬善养阴润肺;白芍,敛阴和营;丹皮,凉血消痈;贝母,善散结消痈;薄荷,清热利咽;生甘草,清热解毒,调和诸药。张老在此方基础上加入栀子、黄芩,泻火解毒,便秘者加入大黄凉血解毒,通肠腑以泻肺热。诸药合用,共奏养阴清肺,利咽解毒之功。

7. 二仙汤

来源:《寿世保元》

组成:黄芩、白芍各等分。

服法:水煎服。

功用:清热解毒,敛阴止痛。

主治:**张老习用此方治疗麻疹收没太速,邪毒内陷,致腹痛、腹泻、疹后轻度肺炎。**

按语:

1. 病机 《医宗金鉴·痘诊心法要诀·疹门》云:"麻疹见形三日之后,当渐次没落,不疾不徐,始为无病。若一二日疹即收没,此为太速。因调摄不谨,或为风寒所袭,或为邪秽所触,以致毒反内攻。"疹毒移于大肠而致腹泻、腹痛;疹毒灼肺而致咳嗽。

2. 方解 黄芩苦、寒,入肺、大肠经,善清肺、大肠之热毒。白芍酸、苦、寒,入肝脾经,有养血敛阴、缓急止痛之功,可止脘腹疼痛,如《医宗金鉴·痘诊心法要诀·疹门》所云:"麻疹属阳热,甚则阴分受伤,血为所耗,故没后须以养血为主,可保万全。"二药合用,共奏清热解毒,养血敛阴止痛之功。此方药味简单,适用于病情较轻者,如病情危重,当辨证配伍其他药物治疗,切不可拘泥。

8. 六君子汤

来源:《医学正传》

组成:陈皮 半夏 茯苓 甘草 人参 白术

服法:水煎服。

功用:健脾益气,燥湿化痰。

主治:语声低微,乏力气短,食少便溏,咳嗽痰多色白,胸脘痞闷,舌淡苔白腻,脉弱。**张老习用于治疗迁延性肺炎兼腹泻。**

按语:

1. 病机 脾主运化水湿,李东垣曰:"夫饮食入胃,阳气上行,津液与气,入于心,贯于肺。"(《脾胃论》)若脾气虚弱,运化失司,湿浊下趋大肠而见泄泻;水湿停滞,聚而生痰,上犯于肺,故见咳嗽痰多、胸脘痞闷。治以健脾益气、燥湿化痰。李中梓曰:"脾为生痰之源,治痰不理脾胃,非其治也。"(《医宗必读》)张介宾亦云:"善治痰者,治其生痰之源。"(《景岳全书》)**有些小儿平**

素脾胃虚弱，食少、便溏、消瘦，若患有肺炎，常迁延不愈，虽经用抗菌药物治疗，但仍有咳嗽、低热、肺部湿啰音久不消失。此为本虚标实，脾虚为本，痰湿为标，根据张老之经验，不可滥用苦寒攻伐之剂，而应使用六君子汤，健脾化痰，扶正祛邪，确有良效。

2. 方解　人参甘温，善大补元气，能大补脾胃之虚弱；白术甘苦温，益气健脾，燥湿利水，为"脾脏补气第一要药"（《本草求真》）；茯苓甘淡平，善健脾利湿，能"渗肺脾之湿浊下行"（《成方便读》）；甘草甘温，能补脾益气，祛痰止咳，调和诸药；半夏辛温，入肺脾经，为燥湿化痰要药，能"消痰，下肺气，开胃健脾，止呕吐，去胸中痰满"（《药性论》）；陈皮辛苦温，入肺脾经，善理气健脾，燥湿化痰。诸药合用，共奏健脾益气，燥湿化痰之功。

3. 参考病案　《张岫云医案百例》第十八案。

9. 苓甘五味姜辛汤

来源：《金匮要略》

组成：茯苓　甘草　干姜　细辛　五味子

服法：水煎服。

功用：温肺化饮。

主治：咳嗽，痰白清稀，量多，胸满，舌苔滑白，脉弦滑。**张老习用此方治疗寒饮喘咳，咳重加杏仁，呕者加半夏。**

按语：

1. 病机　脾肺之阳气不足，水液运化失司，津液布散失常，聚而成饮。寒饮停于肺，肺失宣降，肺气上逆，则见咳嗽、咳痰、清稀色白；胸阳为饮邪所遏，故见胸满。舌淡，苔滑白，脉弦滑均为寒饮之象。尤怡曰："下焦冲逆之气即伏，而肺中伏匿之寒饮续出也。"（《金匮要略心典》）**仲景治疗寒饮之邪以温化立法，指出："病痰饮者，当以温药和之。"（《金匮要略·痰饮咳嗽病脉证并治》）张老亦从之，故径用仲景之苓甘五味姜辛汤。**

2. 方解　方中干姜辛热，入脾肺经，善温肺化饮，《神农本草经》云："主胸满，咳逆上气"，又温脾阳以化水湿；细辛辛温，入肺经，善温肺化饮。茯苓，甘淡、平，健脾利湿，脾得健运，痰饮可除；五味子，酸甘温，入肺经，有敛肺之咳之功，《神农本草经》曰："主益气，咳逆上气"，其酸敛之性尚可防干姜、细辛发散太过而耗气伤津；甘草甘润止咳，又可调和诸药。

3. 参考病案　《张岫云医案百例》第十五案。

二、脾胃系用方经验

1. 藿香正气散

来源:《太平惠民和剂局方》

组成:藿香　紫苏　白芷　茯苓　白术　半夏曲　陈皮　厚朴　大腹皮　桔梗　甘草

服法:改散作汤水煎服。

功用:解表化湿,理气和中。

主治:恶寒发热,呕吐泄泻,头痛,脘腹痞闷,舌苔白腻。**张老习用此方治疗具有上述症状的胃肠型感冒。**

按语:

1. 病机　本病为外感风寒,内伤湿滞所致。风寒之邪袭表,卫气奋起抗邪,正邪相争,故见恶寒发热;足太阳膀胱经经气不利,则见头痛。《素问·阴阳应象大论》曰:"湿盛则濡泄","清气在下,则生飧泄;浊气在上,则生䐜胀。此阴阳反作,病之逆从也",湿邪困脾,运化失司,脾不升清,胃不降浊,升降失常,则见呕吐泄泻;湿阻气机,则见脘腹胀闷疼痛。

2. 方解　方中藿香辛、微温,为芳香化湿要药,能化湿止呕,理气和中;紫苏辛温,解表散寒,行气宽中,和胃止呕;白芷辛温,解表散寒;半夏曲燥湿化痰,和胃止呕;陈皮理气和中,燥湿化痰;厚朴、大腹皮行气消胀;白术、茯苓健脾利湿;桔梗宣肺,利胸膈之气;甘草,益气合中,调和诸药。蔡陆仙曰:"四时不正之气,由口鼻而著于肠胃,故不用发汗以解表,而用芳香消导以和里,兼用奠安中土之药以扶之,故为治一切四时不正之气之通用品。"(《中国医药汇海·方剂部》)

3. 参考病案　《张岫云医案百例》第二十八案。

2. 香苏饮

来源:《太平惠民和剂局方》[3]

组成:香附　紫苏叶　陈皮　甘草

服法:水煎服。

---

[3] 张老此方组成与局方香苏散相同

功用：疏风散寒，理气和中。

主治：恶寒，无汗，身热，头痛，胸脘痞闷，纳呆，舌苔薄白，脉浮。**张老习用此方治疗具有上述症状的胃肠型感冒。**

按语：

1. 病机　本病为外感风寒，内有气滞所致。恶寒、无汗、发热、头痛，均为外感风寒之症；气机之正常运行，需肺气之宣发，肝气之疏泄，脾胃之升降。若外感风寒，肺气不宣，则脾胃升降失常，肝失疏泄条达，则导致气机不畅，故出现胸脘痞闷，纳呆等症。香苏散与藿香正气散相比较，两者之病机均有外感风寒之邪，而香苏散以气滞为主，藿香正气散则以湿滞为主。

2. 方解　方中香附善行气解郁，《本草分经》云："香附，通行十二经，入脉气分，调一切气……解六郁利三焦"；紫苏辛温，解表散寒，行气宽中，《本草正义》云："芳香气烈，外开皮毛，泄肺气而通腠理；上则通鼻塞，清头目，为风寒外感灵药；中则开胸膈，醒脾胃，宣化痰饮，解郁结而利气滞"；陈皮理气和中，善调畅气机；甘草益气和中，调和诸药。陈潮祖曰："气机的升降出入与肺的宣降，肝的疏泄，脾胃的升降有关，方中苏叶宣畅肺气，陈皮健运脾气，香附疏达肝气，合用兼顾上中下三焦。"（《中医治法与方剂》）

3. 参考病案　《张岫云医案百例》第一案。

3. 六一散

来源：《黄帝素问宣明论方》

组成：滑石　甘草（六比一配比）

服法：研为细末，加适量白糖，成人量每次9g，小儿酌减。

功用：祛暑利湿。

主治：身热烦渴，小便不利，或呕吐泄泻。**张老习用此方治疗暑泻。**

按语：

1. 病机　暑泻，是暑热之邪伤于肠胃所致的泄泻。"长夏炎蒸，湿土司令，故暑必兼湿"（《医方集解·清暑之剂》）。暑为阳邪，故可致身热；热扰心神，暑热伤津，故可见烦渴；暑多挟湿，阻遏三焦气机，膀胱气化失司，故见小便不利；脾胃升降失调，故可见呕吐泄泻。戴元礼云："暑泻，由胃感暑气，或饮啖日中之所晒物，坐日中热处，症状与热泻略同。"（《证治要诀》）沈金鳌曰："暑泻，专受暑而成泻利病也。其原有新有久。新者，暑毒入于口齿，伤于肠胃，数日间其邪即发，或挟食，或挟湿，以致烦渴尿赤，自汗，面垢，腹痛，所泻

如水直注,日夜无度。"(《杂病源流犀烛·暑病源流》)

2. 方解 方中滑石,甘淡,性寒,善利尿通淋,清热解暑。李中梓认为滑石能"利窍除热,清三焦,凉六腑,化暑气"(《本草通玄》),缪希雍曰:"是为祛暑散热,利水除湿,消积滞,利下窍之要药。"(《神农本草经疏》)甘草,性甘平,可调和诸药,亦能清热泻火和中,汪昂曰:"加甘草者,和其中气,又以缓滑石之寒滑也。"(《医方集解·清暑之剂》)

3. 参考病案 《张岫云医案百例》第三十八案。

4. 葛根黄芩黄连汤

来源:《伤寒论》

组成:葛根 甘草 黄芩 黄连

服法:水煎服。

功用:解表止泻。

主治:身热,口渴,下利臭秽,舌红苔黄,脉数。**张老习用此方治疗泄泻如水冲蛋黄样,量多发黏,肛门周围发红。呕吐加半夏,腹痛加白芍。**

按语:

1. 病机 伤寒病在太阳经,本应解表,却误用下法,表邪未解而内陷阳明,表里俱病,故见身热,口渴;热邪内迫大肠,传导失常,故见下利臭秽。《素问·至真要大论》云:"暴注下迫,皆属于热。"因此本病为表邪未解,里热炽盛所致。

2. 方解 方中葛根甘辛凉,可解肌表之邪,又可清胃肠之热而止泻利;黄芩、黄连性苦寒,清热燥湿,厚肠止利;炙甘草甘缓和中,调和诸药。四药合用,共奏解表止泻之功。尤怡云:"葛根黄芩黄连汤,葛根解肌于表,芩连清热于里,甘草则合表里而并合之耳。盖风邪初中,病为在表,一入于里,则变为热矣。故治表者,必以葛根之辛凉;治里者,必以芩连之苦寒也。"(《伤寒贯珠集》)

3. 参考病案 《张岫云医案百例》第八案。

5. 清脾饮

来源:《济生方》

组成:柴胡 半夏 黄芩 甘草 厚朴 草果仁 白术 茯苓 青皮

服法:水煎服。

功用:和解清热,燥湿化痰,行气健脾。

主治:寒热往来,热多寒少,膈满心烦,纳差,口苦,舌苔黄腻,脉弦数。**张老习用此方治疗寒热往来如疟状。**

按语:

1. 病机　素体脾胃虚弱,则肝胆经木气趁虚克伐脾土,少阳木气偏旺,感受外邪,同气相求,直入少阳;脾虚则痰湿内生,与少阳经之邪气相合而化热,痰湿热邪阻塞气机,则膈满;寒热往来,口苦,脉弦为邪在少阳之象。**本方为严用和治疗疟疾而设,张老则拓宽其应用范围,凡符合寒热往来,热多寒少,舌苔黄腻者,皆可用之。与小柴胡汤证之舌苔滑白有所不同。**

2. 方解　本方柴胡、黄芩和解少阳,清热透邪;半夏、草果,燥湿化痰,半夏兼消痞,草果兼截疟;厚朴、青皮,行气燥湿,气顺则痰消;白术、茯苓,健脾燥湿。张璐曰:"清脾饮,清理脾家痰气宿滞及蕴积少阳经中风热之邪;乃于小柴胡中除去人参,益入青皮、白术、厚朴、草果一派克削之味。"(《张氏医通》)

6. 紫金散

来源:《丹溪心法附余》[4]

组成:雄黄 30g　五倍子 90g　山慈菇 60g　红芽大戟 45g　千金子霜 30g 朱砂 14g　麝香 9g

服法:上药共为细面,混匀。"内服,1~3 岁,每次 0.3~0.5g;4~7 岁,每次 0.7~0.9g;8~10 岁,每次 1.0~1.2g;11~14 岁,每次 1.3~1.5g;15 岁以上每次 1.5g,一日 2~3 次,温开水送服。"(《中医药学高级丛书·方剂学》)

功用:清热,辟秽,解毒。

主治:脘腹胀闷,腹痛,身热,恶心呕吐,泄泻,舌苔厚腻。**张老习用此方治疗小儿热泻。**

按语:

1. 病机　脏腑内伤积热或外感湿热之邪,秽恶痰浊之邪闭阻气机,脾胃升降失常,则见脘腹胀闷,疼痛,恶心呕吐,泄泻,下痢。《医宗金鉴·幼科心法要诀·泻证门》云:"火泻者,皆因脏腑积热,或外伤暑气,故泻时暴注下迫,肚腹疼痛,心烦口渴,泻多黄水,小便赤色也。"

---

[4] 张老此方组成与《丹溪心法附余》紫金锭相同

2. 方解　方中山慈菇化痰散结,清热解毒;麝香、雄黄、朱砂,辟秽解毒;红芽大戟、千金子霜,攻逐痰浊,促进邪毒排出;五倍子涩肠止泻。诸药合用,共奏清热、辟秽、解毒之功。

3. 参考病案　《张岫云医案百例》第四十一案。

7. 胃苓汤

来源:《世医得效方》

组成:苍术　厚朴　陈皮　甘草　桂枝　白术　茯苓　猪苓　泽泻

服法:水煎服。

功用:健脾燥湿,行气利水。

主治:泄泻如水,水肿,腹胀,小便不利。**张老习用此方治疗水泻,腹胀,亦治疗肾小球肾炎。**

按语:

1. 病机　脾主运化,喜燥恶湿,若寒湿困脾,则脾运化失司,脾虚湿盛,清浊不分,导致水泻。《医宗金鉴·幼科心法要诀·泻证门》云:"水泻者,皆因脾胃湿盛,以致清浊不分,变成水泻之证。其候小便短涩、懒食、溏泻色黄,宜用胃苓汤以除湿。"湿为阴邪,阻遏气机,气滞不利,故见腹部胀满;脾虚不运,水湿内停,而致水肿。

2. 方解　方中苍术长于燥湿运脾,白术长于健脾利水,二药合用,脾气得健,湿邪得祛,水肿得消;陈皮、厚朴芳香醒脾,行气消胀;茯苓、猪苓、泽泻,淡渗利湿;桂枝温阳化气行水;甘草健脾补中,调和诸药。众药合用,共奏健脾燥湿,行气利水之功。

3. 参考病案　《张岫云医案百例》第三十九、五十一案。

8. 四苓散

来源:《丹溪心法》

组成:白术　茯苓　猪苓　泽泻

服法:改散作汤服。

功用:健脾利湿。

主治:**张老习用四苓散治疗脑积水,若伴有黄疸、脑脊液色黄、贫血者加茵陈。张老亦用四苓散加茵陈治疗黄疸性肝炎。**

按语:

1. 病机 《素问·至真要大论》云:"诸湿肿满,皆属于脾。"脾气虚,失于运化,水湿内停,上犯头窍,而致脑积水。湿阻中焦,土壅木郁,蕴积为热,湿热郁蒸,肝胆疏泄失常,胆汁外溢而致黄疸。

2. 方解 方中白术苦温,补气健脾,燥湿利水;茯苓、猪苓、泽泻淡渗利湿。《本草思辨录》云:"猪苓、茯苓、泽泻,三者皆淡渗之物,其用全在利水。"诸药合用,可奏健脾利湿之功。湿蕴为热,胆汁外溢,发为黄疸者,在四苓散之基础上,加入茵陈以清热利湿退黄。

9. 茯苓泽泻汤

来源:《金匮要略》

组成:茯苓　泽泻　甘草　桂枝　白术　生姜

服法:水煎服。

功用:健脾化饮,和胃降逆。

主治:呕吐与口渴反复出现,舌淡、苔薄白,脉缓。**张老习用此方治疗顽固性呕吐,胃内振水音,呕吐黏液,亦可治胃黏膜脱垂。**

按语:

1. 病机 《金匮要略·呕吐哕下利病脉证治》:"胃反,吐而渴欲饮水者,茯苓泽泻汤主之。"本病乃因胃中停饮,胃失和降,胃气上逆而出呕吐;脾为饮邪所使,失于运化,津液不能上承,则见口渴欲饮;饮水过多,加重胃中停饮,复见呕吐,吐后又渴,呕吐与口渴反复出现。陈修园曰:"今有挟水饮而病胃反,若吐已而渴,则水饮从吐而俱出矣;若吐未已而渴欲饮者,是旧水不因其得吐而尽,而新水反因其渴饮而增,愈吐愈渴,愈饮愈吐,非从脾而求输转之法,其吐与渴,将何以宁? 以茯苓泽泻汤主之。"(《金匮要略浅注》)

2. 方解 方中茯苓、泽泻淡渗利水,白术健脾燥湿,桂枝温阳化饮,生姜温中降逆止呕,甘草补脾和中。诸药合用,共奏健脾化饮,和胃降逆之功。尤怡曰:"茯苓泽泻汤治吐未已,知邪未去,则宜桂、甘、姜散邪气,苓、术、泽泻消水气也。"(《金匮要略心典》)

3. 参考病案:《张岫云医案百例》第三十二案。

10. 泽泻汤

来源:《金匮要略》

组成:泽泻　白术

服法:水煎服。

功用:利水蠲饮。

主治:头目眩晕,视物旋转,呕吐清水,舌淡胖,苔白滑腻,脉沉滑。**张老习用此方治疗梅尼埃病**。

按语:

1. 病机　本方见于《金匮要略·痰饮咳嗽病脉证并治》曰:"心下有支饮,其人苦冒眩,泽泻汤主之。"尤怡曰:"水饮之邪,上乘清阳之位,则为冒眩。冒者,昏冒而神不清,如有物冒蔽之也;眩者,目眩转而乍见玄黑也。"(《金匮要略心典》)程林说:"《内经》曰:清阳出上窍。支饮留于心膈,则上焦之气,浊而不清,清阳不能走于头目,故其人苦冒眩也。"(《金匮要略直解》)**梅尼埃病是一种特发性内耳疾病,主要的病理改变为膜迷路积水,临床表现为眩晕、耳聋、耳鸣及耳内闷胀感。上述症状与仲景所述之泽泻汤证颇为相似,故张老用此方治疗该病,疗效肯定。**

2. 方解　泽泻"入膀胱,利小便……能养五脏,益气力,起阴气,补虚损,止头旋,有聪耳明目之功"(《本草备要》),汪昂以上论述说明泽泻一药不仅能泻实亦能补虚,其主治与梅尼埃病症状颇为吻合,在方中为君药。尤怡曰:"泽泻泻水气,白术补土气以胜水也"(《金匮要略心典》),程林曰:"白术之甘苦以补脾,则痰不生,泽泻之甘咸以入肾,则水不蓄。"(《金匮要略直解》)此方中泽泻有行水利湿,消除痰饮之功,白术有健脾燥湿利小便之效,二药合用对痰饮停聚,清阳不升而致头目眩晕之证有效。以达到脾健运,痰饮消;水湿利,冒眩除。

11. 旋覆代赭汤

来源:《伤寒论》

组成:旋覆花　人参　代赭石　甘草　半夏　生姜　大枣

服法:水煎服。

功用:降逆化痰,益气和胃。

主治:**张老习用此方治疗胃脘痞硬,嗳气,纳差,恶心呕吐,舌苔白腻。**

按语:

1. 病机　《伤寒论》第161条云:"伤寒发汗,若吐若下,解后心下痞硬,嗳不除者,旋覆代赭汤主之。"此为伤寒发汗后,误用吐下,胃气受损,升降失常,痰浊内阻,而见胃脘痞硬;胃气不降,胃气上逆,则见噫气,恶心呕吐。本病为胃气虚弱,痰浊中阻,胃气上逆而致。张璐曰:"汗吐下法备而后表解,则中气必虚,虚则浊气不降,而痰饮上逆,故作痞硬,逆气上冲,而正气不续,故噫气不除。"(《伤寒缵论》)

2. 方解　方中旋覆花苦辛咸,消痰下气,软坚散结;代赭石苦寒,性重镇,善降胃之气逆;半夏、生姜,和胃降逆,涤痰化饮,散结除痞;人参、甘草、大枣补中益气。诸药合用共奏降逆化痰,益气和胃之功。成无己云:"大邪虽解,以曾发汗吐下,胃气弱而未和,虚气上逆,故心下痞硬,噫气不除,与旋覆代赭石汤降虚气而和胃。硬则气坚,咸味可以软之,旋覆之咸,以软痞硬。虚则气浮,重剂可以镇之,代赭石之重,以镇虚逆。辛者散也,生姜、半夏之辛,以散虚痞。甘者缓也,人参、甘草、大枣之甘,以补胃弱。"(《注解伤寒论》)

12. 橘皮竹茹汤

来源:《金匮要略》

组成:橘皮　竹茹　大枣　人参　生姜　甘草

服法:水煎服。

功用:降逆止呃,益气清热。

主治:呃逆或干呕,舌红少苔,脉虚数。**张老习用此方治疗具有上述症状的幽门痉挛、呕吐。**

按语:

1. 病机　久病及吐泻损及脾胃,耗气伤津,因生虚热,胃失和降,胃气上逆,而致呃逆或干呕。吴崑曰:"呃逆者,由下达上,气逆作声之名也。大病后,则中气皆虚,余邪乘虚入里,邪正相搏,气必上腾,故令呃逆;脉来虚大,虚者正气弱,大者邪热在也。"(《医方考》)**现代医学认为幽门痉挛一病表现为朝食暮吐、暮食朝吐,脘腹痞闷,呕吐物有腐败酸味,食欲不振,久则体消瘦,倦怠乏力。此病症状与橘皮竹茹汤证类似,张老习用此方治疗。**

2. 方解　本方中橘皮辛苦、温,善行气和胃止呕;竹茹甘寒,能清热降逆止呕;生姜能和胃止呕,为呕家圣药;人参、甘草、大枣补中益气。诸药合用,虚热得除,胃气得降,呃逆得平。徐灵胎云:"人参扶元补胃虚,竹茹清热解胃郁,橘皮利气和中,甘草缓中和胃,生姜温胃口,大枣缓脾也。俾脾胃调和,则虚热自解,而输纳有权,呃逆无不止矣。此补虚解热之剂,为胃虚热呃之专方。"(《医略六书·杂病证治》)

3. 参考病案 《张岫云医案百例》第二十九案。

13. 消谷善饥方[5]

来源:张岫云经验方。

组成:黄精 玉竹 石斛 生石膏 麦冬 知母

服法:水煎服。

功用:清胃泻火,养阴润燥。

主治:**张老习用此方治疗消谷善饥,烦渴喜饮,舌红苔黄少津,脉滑数。便秘者加大黄。**

按语:

1. 病机 《灵枢·五邪》云:"阳气有余,阴气不足,则热中善饥",《灵枢·师传》则云:"胃中热,则消谷,令人悬心善饥。"多因平素嗜食辛辣肥甘,或七情内伤化火,致胃热炽盛,灼伤胃津,故见口渴喜饮;热能消谷,故见消谷善饥;舌脉象均为内热炽盛之象。现代医学多见于糖尿病、甲状腺功能亢进等疾病。

2. 方解 方中生石膏,善清热泻火,除烦止渴;知母助生石膏清泻胃热,又能滋养胃阴;麦冬、玉竹、石斛、黄精皆能养胃阴,润燥。诸药合用,共奏清胃泻火,养阴润燥之功。

14. 便血方[6]

来源:张岫云经验方

组成:炒槐花 炒椿皮 黄连 青瓤黑豆

服法:水煎服。

功用:清热燥湿,凉血止血。

主治:**便血色鲜红,舌红,苔黄腻,脉数。张老习用此方治疗具有上述症状之便血。**

按语:

1. 病机 本病多因饮食不节,嗜食肥甘厚味,过食辛辣,酗酒,湿热蕴结于肠道,灼伤肠络,而致大便下血。

---

[5] 方名为编者注

[6] 方名为编者注

2. 方解　方中槐花,入大肠经,凉血止血,善治疗血热导致的便血,《药品化义》云:"槐花味苦,苦能直下,且味厚而沉,主清肠红下血,痔疮肿痛,脏毒淋沥,此凉血之功能独在大肠也";椿皮、黄连,清热燥湿,止血;黑豆利湿解毒,增强椿皮、黄连之燥湿解毒之力。

15. 大黄甘草汤

来源:《金匮要略》

组成:大黄　甘草

服法:水煎服。

功用:通腑泻热。

主治:**张老习用此方治疗食入即吐,便秘,腹胀满,舌红苔黄,脉数。**

按语:

1. 病机　胃肠实热积滞,腑气不通,胃气不降,胃气上逆,故见食入即吐,程林曰:"经云,诸逆冲上,皆属于火。食已即吐,是胃热上逆而不能容食。"(《金匮要略直解》)

2. 方解　本方大黄苦寒,通腑泄热,使胃肠实热从大便而去,胃气和降,呕吐得平;甘草缓大黄之峻烈,补益中气,为佐药。黄元御曰:"食已即吐者,胃之上口必有湿热瘀塞。大黄甘草汤,大黄泻其郁热,甘草培其中气也。"(《金匮悬解》)

3. 参考病案　《张岫云医案百例》第三十三案。

16. 调胃承气汤

来源:《伤寒论》

组成:甘草　芒硝　大黄

服法:水煎服。

功用:缓下热结。

主治:**张老习用此方治疗发热,汗出,口渴,腹痛硬,拒按,大便秘结,舌红苔黄,脉滑数。**

按语:

1. 病机　阳明热盛,蒸腾津液,故见发热,汗出;津液受伤,不能上承,故见口渴;热结大肠,气机阻滞,故见腹痛拒按,大便秘结。

2. 方解　《素问·至真要大论》云:"热淫于内,治以咸寒,佐以甘苦。"方中大黄苦寒,泻热通便,《神农本草经》云其"荡涤肠胃,推陈致新,通利水谷,调中化食,安和五脏";芒硝咸苦寒,善泻热通便,润燥软坚,张元素云其"治热淫于内,去肠内宿垢,破坚积热块"(《医学启源》);甘草,甘缓和中,使泻下而不伤正气。三药配伍,共奏缓下热结之功。

17. 肥儿丸

来源:《万病回春》

组成:人参10g　白术7.5g　茯苓15g　黄连10g　胡黄连25g　使君子20g
焦三仙各15g　芦荟10g　甘草7.5g

服法:共细面,炼蜜为丸3g重,每服一丸,日二次服(3~5周岁小儿剂量)。

功用:健脾清热,杀虫消疳。

主治:张老习用此方治疗脾疳症,表现为:纳呆,面黄肌瘦,喜吃泥土,身热,肚腹胀大,困倦喜卧,泻下酸臭,或大便有蛔虫,舌苔黄腻,脉虚弱等症状。

按语:

1. 病机　脾疳一病,多因先天禀赋虚弱,喂养失宜,嗜食肥甘,饮食不洁,内生虫积,导致饮食停滞,伤及脾胃,运化失司,郁积久而化热,则生脾疳。

2. 方解　方中人参、白术、茯苓、甘草乃四君子汤,益气健脾,增强运化水谷之功;黄连清热燥湿;胡黄连除小儿疳积发热;焦三仙开胃进食,消积导滞;使君子、芦荟杀虫消疳。诸药合用,共奏健脾清热,杀虫消疳之功。

3. 参考病案　《张岫云医案百例》第七十案。

18. 参苓白术散

来源:《太平惠民和剂局方》

组成:人参　茯苓　白术　莲子肉　薏苡仁　砂仁　桔梗　白扁豆　山药
甘草

服法:改散作汤服。

功用:益气健脾,渗湿止泻。

主治:腹胀,神疲乏力,纳差,或吐或泻,面色萎黄,舌淡,苔白腻,脉虚缓。张老习用此方治疗呕吐,泄泻,不消化样便,腹胀,口渴甚者合生脉散。

按语:

1. 病机 脾主运化水谷精微及运化水湿,胃主受纳腐熟;脾主升清,胃主降浊。脾胃虚弱,纳运失常,则见纳呆,饮食不化,腹胀;升降失调则见吐泻,面色萎黄,神疲乏力均为脾胃气虚之象;严重吐泻,或吐泻日久,则气津大伤,可见口渴之象。**本病当以益气养阴,渗湿止泻为治则,张老习用参苓白术散加生脉散治疗。**

2. 方解 方中人参、甘草,以补脾益气;茯苓、白术、薏苡仁,健脾利湿;莲子肉、山药、白扁豆健脾止泻;砂仁化湿醒脾;桔梗升清,载药上行;麦冬、五味子益气养阴。诸药合用,共奏益气养阴,渗湿止泻之功。

3. 参考病案 《张岫云医案百例》第四十案。

19. 补中益气汤

来源:《内外伤辨惑论》

组成:黄芪 甘草 人参 升麻 柴胡 陈皮 当归 白术

服法:水煎服。

功用:补中益气,升举清阳。

主治:头晕目眩,少气懒言,倦怠乏力,语声低微,食少纳呆,便溏,面色萎黄,舌淡,苔薄,脉弱。**张老习用此方治疗低血压。**

按语:

1. 病机 《慎斋遗书·头晕》:"头为诸阳之首,病人头晕,清阳不升也,头重不能抬起,阳虚不能撑持也。"中气虚弱,脾失健运,故见食少纳呆,便溏;脾主四肢,中气不足则见倦怠乏力;清阳不升,血不能濡养清窍,则见头晕目眩。**低血压病人,血液循环缓慢,大脑供血不足,脑组织缺氧,可出现头晕、昏厥等症状,张老习用补中益气汤取得较好疗效。**

2. 方解 方中黄芪,健脾升阳,《本草正义》云:"黄芪,补益中土,温养脾胃,凡中气不振,脾土虚弱,清气下陷者最宜";人参、白术、甘草,健脾益气;柴胡、升麻,升举清阳,李东垣曰:"胃中清气在下,必加升麻、柴胡以引之,引黄芪、人参、甘草甘温之气味上升"(《内外伤辨惑论》);陈皮,健脾行气,防补益药壅滞之弊;气虚日久,必致血虚,故用当归以补养阴血。诸药合用,共奏补中益气,升举清阳之效。

20. 增液汤

来源:《温病条辨》

组成：玄参　麦冬　生地黄

服法：水煎服。

功用：滋阴清热，润燥通便。

主治：大便秘结，口干渴，舌红，少苔，脉细数。**张老习用此方治疗小儿便秘**。

按语：

1. 病机　阳明温病，津液大伤，肠道津枯，大便秘结；或素体阴虚，津液不足，"无水行舟"，亦可致便秘。

2. 方解　吴鞠通自注曰："独取元参为君者，元参味苦咸微寒，壮水制火，通二便，启肾水上潮于天，其能治液干，固不待言，《神农本草经》称其主治腹中寒热积聚，其并能解热结可知。麦冬主治心腹结气，伤中伤饱，胃络脉绝，羸瘦短气，亦系能补能润能通之品，故以为之佐。生地亦主寒热积聚，逐血痹，用细者，取其补而不腻，兼能走络也。三者合用，作增水行舟之计，故汤名增液，但非重用不为功。"（《温病条辨·中焦篇》）

21. 可保立苏汤

来源：《医林改错》

组成：黄芪　党参　白术　甘草　当归　白芍　酸枣仁　山茱萸　枸杞子　补骨脂　核桃（连皮捣碎）

服法：水煎服。

功用：健脾温肾，养阴补血。

主治："小儿因伤寒、瘟疫或痘疹、吐泻等症，病久气虚，四肢抽搐，项背后反，两目天吊，口流涎沫，昏沉不省人事"（《医林改错》），**张老习用此方治疗慢脾风，为吐泻日久所致的抽搐、四肢厥逆**。

按语：

1. 病机　慢脾风为慢惊风的一种，多因久吐久泻，脾阳受损，肝失濡养所致。《医宗金鉴·幼科心法要诀·惊风门》云："慢脾风一证，多缘吐泻既久，脾气大伤，以致土虚不能生金，金弱不能制木，肝木强盛，惟脾是克，故曰脾风。闭目摇头，面唇青黯，额汗昏睡，四肢厥冷，舌短声哑，频呕清水，此乃纯阴无阳之证。逐风则无风可逐，治惊则无惊可治，惟宜大补脾土，生胃回阳为主。"张锡纯曰："凡人元气之脱，皆脱在肝。故人虚极者，其肝必先动，肝风动，即元气欲脱之兆也。"（《医学衷中参西录》）**吐泻日久，津液耗伤，脾阳受**

损,肾阴阳俱虚,肝阴亦竭,最终阴阳气血皆衰,甚至出现亡阴、亡阳之危候,故本病治疗当以温补脾肾,养阴补血为治则,张老习用王清任之可保立苏汤,取得较好疗效。

2. 方解　黄芪甘、微温,入脾经,为补中益气要药,《神农本草经》云:黄芪能"补虚,小儿百病";党参甘平,入脾经,能补脾益气,补血生津;白术甘苦温,能益气健脾,被誉为"脾脏补气健脾第一要药",王好古谓白术:"理中益脾,补肝风虚";甘草能补脾益气,调和诸药。补骨脂苦辛、温,入脾肾经,善补肾壮阳,温脾止泻,《神农本草经疏》云:补骨脂"能暖水脏,阴中生阳,壮火益土之要药也";核桃,入肾经,有温补肾阳之功,《医林纂要》云:核桃"甘而微辛,连皮涩","胡桃,昔人云,留皮则入肾……肾命得补,精气坚固,则阳气自行于三焦以上达膻中"。山茱萸,酸涩,微温,入肝肾经,能补益肝肾,收敛固涩,张锡纯曰:"山茱萸,大能收敛元气,振作精神,固涩滑脱"、"萸肉既能敛汗,又善补肝,是以肝虚极而元气将脱者,服之最效"(《医学衷中参西录》);枸杞子甘平,补益肝肾。当归,甘辛温,入肝脾经,为补血之圣药,《日华子本草》云当归能"治一切风,一切血,补一切劳";白芍酸、苦,微寒,能养血敛阴,柔肝缓急,《玉楸药解》云:"芍药酸寒入肝,专清风燥而敛疏泄,故善治厥阴木郁风动之病";酸枣仁甘酸平,能养心益肝,敛阴生津。诸药合用,共奏健脾温肾,养阴补血之功。

三、心系用方经验

1. 清气凉营方[7]

来源:张岫云经验方

组成:生石膏　竹叶　甘草　白芍　玄参　生地黄　麦冬

服法:水煎服。

功用:清气凉营,养阴护液。

主治:壮热不退,烦渴,多汗,神昏,或有抽搐,便秘,唇焦齿黑,舌绛苔黄燥。**张老习用此方治疗败血症引起之中毒性脑病。**

按语:

1. 病机　温热毒邪,由气分传入营分,气分热邪仍盛,营分之热亦炽,成

7　方名为编者注

气血两燔之势。热毒炽盛,故见壮热不退;火盛伤阴,津液受损,故见烦渴;热毒扰及清窍,故见神昏,《素问·至真要大论》云:"诸噤鼓慄,如丧神守,皆属于火";热入血分,故见舌红绛。**败血症引起的中毒性脑病,其临床表现与中医学气血两燔之证候颇为相似,故张老以清气凉营,养阴护液为治疗原则。**

2. 方解 方中生石膏大寒,善清气分之热,除烦止渴;竹叶,能入心经,清热泻火,生津除烦;甘草,清热解毒;白芍,敛阴和营;玄参、生地黄,善清血分之热,养阴生津;麦冬,养阴生津,清心除烦。诸药合用,共奏清气凉营,养阴护液之功。

2. 防己地黄汤

来源:《金匮要略》

组成:防己 生地黄 防风 桂枝 甘草

服法:水煎服。

功用:滋阴,凉血,祛风。

主治:神志如狂,行为反常,胡言乱语,无寒热,脉浮。**张老习用此方治疗癫痫失神小发作。**

按语:

1. 病机 素体阴血虚弱,感受风邪,其为阳邪,入里化热,热扰心神,故见神志如狂,行为反常,胡言乱语。沈目南曰:"盖风热入于心,风火相搏,神识躁乱不宁,故如狂状妄行。而心主语,风火炽盛于心,独语不休。"(《金匮要略编注》)尤怡曰:"此无寒热,其脉浮者,乃血虚生热,邪并于阳而然。"(《金匮要略心典》)**失神小发作是癫痫的一个类型,见于儿童和少年。表现为突然发生的短暂的意识丧失,发作时正在进行的活动停止,语言中断,两眼凝视,无肌肉抽搐及跌倒,有时自言自语,无目的走动或转圈等动作。该病与《金匮要略》之防己地黄证相似,故张老习用此方治疗,取得较好疗效。**

2. 方解 方中重用生地黄,凉血养阴,善清血分之热;防己、防风、桂枝祛除风邪;甘草,清热,调和诸药。诸药合用,共奏滋阴,凉血,祛风之功。

3. 泻心导赤汤

来源:《医宗金鉴·幼科心法要诀》

组成:木通 生地 黄连 甘草

服法:以灯心草为引,水煎服。

功用:清心泻热。

主治:小儿吐舌,面红,烦渴,尿赤,口舌生疮,舌质红,脉数。**张老习用此方治疗小儿泄泻误用补药或补之过早出现口舌生疮。**

按语:

1. 病机　舌开窍于心,脾开窍于口,心脾有热,熏蒸于上,故见口舌生疮;热扰心神,则见心烦;热灼津液,则见口渴;心热下移小肠,则见尿赤;面赤,舌红,脉数均为心经有热之象。吴鞠通曰:"小儿稚阳未充,稚阴未长"(《温病条辨·解儿难》),滥用补药,极易助阳生火。**小儿泄泻一病,常见的原因有湿热、脾虚等,须准确辨证施治,勿犯"虚虚实实"之戒。湿热泄泻者,若误用补药,则湿热不除,邪热上蒸而出现口舌生疮;或泻后过早使用补药,"气有余便是火",火邪上蒸,而致口舌生疮。泄泻误补导致的口舌生疮,张老习用泻心导赤汤治疗。**

2. 方解　方中木通苦寒,清心火,利尿,《日华子本草》云:其"安心除烦,止渴退热";黄连苦寒、入心经,善清心火,《素问·至真要大论》云:"诸痛痒疮,皆属于心",故黄连可除烦渴,疗疮疡;生地甘苦寒,入心肾经,凉血滋阴,可清血分之热;灯心草甘淡,微寒,入心、小肠经,利尿通淋,清心降火,可清心火,又能利尿导热下行,故可疗口舌生疮;甘草甘缓温中,防苦寒药伤阴,并能调和诸药。

4. 白金丸

来源:《普济本事方》

组成:白矾　郁金

服法:张老改丸作散加朱砂,成人量每次5g,每日2次,小儿酌减。

功用:豁痰开郁、镇惊安神。

主治:**张老用白金丸加朱砂治疗癫痫。张老为此编写了一首方歌如下:**

> 郁金一两三钱矾[8],五分朱砂合之研,
>
> 化痰开郁兼镇惊,癫痫抽搐服之安。

按语:

1. 病机　癫痫一病,多由七情所伤,先天因素,头部外伤,饮食不节,劳累过度或患他病之后,脏腑失调,痰浊阻滞,气机逆乱,风气内动所致,正如陈

---

[8] 东北地区中药称量1斤为10两制,即一两为50g,一钱为5g

无择所说:"癫痫病,皆由惊动,使脏气不平,郁而生涎,闭塞诸经,厥而乃成。或在母胎中受惊,或少小感风寒暑湿,或饮食不节,逆于脏气。"(《三因极一病证方论·癫痫叙论》)

2. 方解　本病病理因素为痰邪作祟,治疗上以豁痰开郁、镇惊安神为治则。白矾酸苦涌泄,能祛除风痰;郁金辛散苦泄,能解郁开窍,入心经,可治痰浊蒙蔽心窍。陈潮祖说:"白矾涤痰去垢,郁金开气血之郁,二药同用,能呈涤痰开郁之效。"[《中医治法与方剂》(第4版)]朱砂,有镇惊安神、止痉之效,既能重镇安神,又能清心安神。三药合用,共奏豁痰开郁、镇惊安神之功,故可治疗癫狂痫证。

5. 黄连阿胶汤

来源:《伤寒论》

组成:黄连　黄芩　芍药　鸡子黄　阿胶

服法:水煎服。

功用:滋阴降火,除烦安神。

主治:心烦失眠,口干咽燥,舌红苔少,脉细数。**张老习用此方治疗心中懊恼,烦不得卧。**

按语:

1. 病机　《伤寒论》第303条:"少阴病,得之二三日以上,心中烦,不得卧,黄连阿胶汤主之。"少阴属心肾经,心在上,属火;肾在下,属水。心火下降于肾,使肾水不寒;肾水上济于心,使心火不亢,此为心肾相交。素体阴虚,寒邪从阳化热,肾阴受伤,心火亢盛,肾水不能上济于心,心火不能下降于肾,故心神被扰而见心烦、失眠,火盛伤阴而见口干咽燥,舌红少苔,脉细数均为阴虚火旺之象。陈修园曰:"下焦水阴之气,不能上交于君火,故心中烦,上焦君火之气,不能下入于水阴,故不得卧,宜壮水之主以制阳光,以黄连阿胶汤主之。"(《伤寒论浅注·辨少阴病脉证篇》)温病学派对此方亦有推广应用,吴鞠通曰:"少阴温病,真阴欲竭,壮火复炽,心中烦不得卧者,黄连阿胶汤主之。"(《温病条辨·下焦篇》)**张老习用此方治疗阴虚火旺、正虚邪实而致的心中懊恼,烦不得卧。**

2. 方解　本方中黄连、黄芩苦寒,清热泻心火;白芍苦酸、微寒,养血敛阴;鸡子黄甘平,入心肾经,《本草纲目》云:其"补阴血,解热毒";阿胶甘平,入肾经,能补血滋阴。五药合用,共奏滋肾阴、降心火、清邪热之功。张锡纯曰:"黄连味苦入心,性凉解热,故重用之以解心中发烦,辅以黄芩,恐心中之热扰及肺也,又肺为肾之上源,清肺亦所以清肾也。芍药味兼苦酸,其苦也善降,其酸也善收,能收降浮越之阳,使之下归其宅,而性凉又能滋阴,兼能利便,故善滋补肾阴,更能引肾中外感之热自小便出也。阿胶其性善滋阴,又善潜伏,能直入肾中以生肾水。鸡子黄……更能直入肾中以益肾水,肾水充足,自能胜热逐邪以上镇心火之妄动,而心中发烦自愈矣。"(《医学衷中参西录》)

3. 参考病案 《张岫云医案百例》第十一案。

6. 酸枣仁汤

来源:《金匮要略》

组成:酸枣仁 甘草 知母 茯苓 川芎

服法:水煎服。

功用:养血安神,清热除烦。

主治:心悸,虚烦不眠,舌红少苔,脉弦细。**张老习用此方治疗惊悸不安、失眠、健忘。兼心慌者张老常加黄连、远志、当归、白芍、柏仁、生龙骨、生牡蛎等,可随症加入。**

按语:

1. 病机 肝藏血,心藏神,张秉成曰:"夫肝藏魂,有相火内寄。烦自心生,心火动则相火随之,于是内火扰乱,则魂无所归。故凡有夜卧魂梦不安之证,无不皆以治肝为主"(《成方便读》),《灵枢·邪客》云:"阴虚则目不瞑",肝阴血不足,虚热内扰,心神不宁,故见心悸,失眠,舌红少苔,脉弦细,均为肝阴血不足,虚热内扰之象。**张老习用此方治疗心悸、失眠、健忘等症。**

2. 方解 本方中酸枣仁甘酸平,入心肝经,养心阴,益肝血而安神,《药品化义》云:"凡志苦伤血,用智损神,致心虚不足,精神失守,惊悸怔忡,恍惚多忘,虚汗烦渴,所当必用";茯苓,入心脾经,益心脾,宁心安神;知母苦甘寒,滋阴清热除烦,《日华子本草》云:"润心肺,补虚乏,安心止惊悸";川芎辛温,入肝经,有活血疏肝行气之效,《本草纲目》谓其:"血中之气药也,肝苦急以辛补之,故血虚者宜之;辛以散之,故气郁者宜之";甘草与酸枣仁相伍,有酸甘化阴之用,以养肝阴,同时可补益中气,以补阴血之化源。诸药合用,可养血安神,清热除烦。

3. 参考病案 《张岫云医案百例》第十一案。

7. 归脾汤

来源:《正体类要》

组成:人参　白术　茯苓　甘草　黄芪　当归　龙眼肉　远志　酸枣仁　木香

服法:水煎服。

功用:益气健脾,养心安神。

主治:倦怠乏力,气短,失眠头晕,纳差,盗汗虚热,面色少华,舌淡,苔薄白,脉沉细。**张老习用此方加龟板、丹皮,治疗白细胞减少症。**

按语:

1. 病机　《灵枢·决气》云:"中焦受气取汁,变化而赤,是谓血",脾主运化,脾失健运,则气血生化乏源,气血不足则见倦怠乏力,面色少华;阴血不足,虚热内生,故见盗汗;心神失养,则见失眠头晕。**现代医学之白细胞减少症,表现为头晕,乏力,食欲减退,精神萎靡,低热等症状,与中医学归脾汤之适应证极为相似,故张老习用归脾汤加味治疗此病。**

2. 方解　人参、白术、茯苓、甘草、黄芪,健脾益气;当归、龙眼肉、酸枣仁、远志补血养心安神;木香,健脾行气,防补益药碍胃。吴崑曰:"《内经》曰:五味入口,甘先入脾。参、芪、苓、术、甘草,皆甘物也,故用之以补脾;虚则补其母,龙眼肉、酸枣仁、远志,所以养心而补母;脾气喜快,故用木香;脾苦亡血,故用当归。"(《医方考》)**张老在此方基础上加入龟板之血肉有情之品,以增强养血补心之力;加入丹皮,以清血分之热。**

8. 八珍汤

来源:《瑞竹堂经验方》

组成:当归　川芎　熟地黄　白芍　人参　甘草　茯苓　白术

服法:水煎服。

功用:气血双补。

主治:面色苍白,头晕目眩,牙龈出血,或皮肤紫斑,四肢倦怠,少气懒言。**张老习惯将八珍汤中白芍易为赤芍,熟地黄易为生地黄,加阿胶、藕节、白茅根,治疗血小板减少。**

按语:

1. 病机　脾气虚弱,不能统摄血液,血溢脉外而出血,故见牙龈出血,或皮肤紫斑;脾虚化源不足,失血均可导致血虚,故见面色苍白,头晕目眩;四肢倦怠,少气懒言则为气虚之象。

2. 方解　方中人参、白术、茯苓、甘草为四君子汤,补脾益气,以统摄血液;当归、川芎补血;赤芍、生地黄、藕节、白茅根凉血止血;阿胶补血止血。诸药合用,共奏益气补血,凉血止血之效。

9. 二加龙骨汤

来源:《外台秘要》卷十六引《小品方》

组成:龙骨　甘草　牡蛎　白薇　炮附子　芍药　大枣　生姜

服法:水煎服。

功用:温补心阳,敛阴安神。

主治:心悸,气短,发热,自汗,倦怠乏力,遗精梦交,夜不成寐,舌淡,苔白,脉虚。**张老习用此方加百合、麦冬治疗心阳不振。**

按语:

1. 病机　因年老体弱、或汗、下太过、或劳心过度,心气受损,进而心阳不足,而致心悸、气短、倦怠乏力;《素问·生气通天论》曰:"阴阳之要,阳密乃固",阳气失于固摄,则见自汗、遗精;心阳不振,阳气浮越而见发热;心神失养则见夜不成寐。

2. 方解　附子入心经,温心阳而固表;龙骨、牡蛎育阴潜阳,重镇安神,收敛固涩;方中芍药敛阴;生姜、大枣调和营卫;甘草调和诸药;白薇清虚热;**张老加入百合、麦冬,养阴安神。**诸药合用,共奏温补心阳,敛阴安神之功。

四、肝胆系用方经验

1. 龙胆泻肝汤

来源:《太平惠民和剂局方》,录自《医方集解》

组成:龙胆草　黄芩　栀子　泽泻　木通　车前子　当归　生地黄　柴胡　生甘草

服法:水煎服。

功用:泻肝胆实火,清下焦湿热。

主治:**张老习用此方治疗妇女带下黄臭,发热,舌红苔黄,脉弦数。**

按语:

1. 病机　《灵枢·经脉》云:"肝足厥阴之脉……环阴器,抵少腹",若妇女肝胆经实火,湿热循经下注,则见带下色黄稠黏,臭秽,阴痒,发热,脉弦数等症状。

2. 方解　方中龙胆草苦寒,善泻清肝胆火,《药品化义》云龙胆草:"专泻肝胆之火……凡属肝经热邪为患,用之神妙。其气味厚重而沉下,善清下焦湿热";黄芩、栀子,清热燥湿,泻火解毒;泽泻、木通、车前子清热利湿,导邪热从小便而出;当归、生地黄养肝血、滋肝阴,以防苦寒药伤阴;柴胡疏肝气,清肝火;甘草和中,防苦寒伤胃,调和诸药。诸药合用,共奏泻肝胆实火,清下焦湿热之功。

3. 参考病案　《张岫云医案百例》第七十四案、九十八案。

2. 瓜丁散

来源:《千金翼方》

组成:瓜蒂

服法:焙黄研末,适量吹鼻,待鼻中流出黄水后停药。

功用:祛湿退黄。

主治:黄疸。身黄、目黄、小便黄,尤以目睛黄染为著。**张老习用此方治疗新生儿黄疸,急慢性肝炎等疾病的黄疸症状。**

按语:

1. 病机　外感及内伤均可导致黄疸,外感病邪多为湿热疫毒,内伤病因多与饮食、劳倦有关。由于湿邪困脾,壅塞肝胆,胆汁疏泄失常,泛溢目睛、肌肤,发为黄疸。《金匮要略·黄疸病脉证并治》曰:"黄家所得,从湿得之。"因此,黄疸治疗当以化湿邪,利小便为治则。**新生儿黄疸,急慢性肝炎等疾病可表现为黄疸症状,张老习用上方治疗其黄疸症状。**

2. 方解　黄疸之病多因湿热所致,瓜蒂苦、寒,能祛湿退黄,故可用之治疗黄疸。因其有毒,不良反应较大,体质虚弱,出血诸证,孕妇忌用。汪昂曰:"湿热诸病,上部无实邪者禁用。能损胃耗气。"(《本草备要》)

3. 肝脾肿大方[9]

来源:张岫云经验方

组成:柴胡　红花　赤芍　桃仁　郁金　鳖甲　青皮　牡蛎

服法:水煎服。

---

[9]　方名为编者注

功用：疏肝理气，化瘀散结。

主治：胁下积块固定不移，或有胀痛，舌暗，脉弦。**张老习用此方治疗肝脾肿大。**

按语：

1. 病机　肝主疏泄，能维持气血之运行。肝气条达，血液方能正常运行，气为血之帅，气行则血行，气滞则血瘀。若肝失疏泄，气机不调，则瘀血阻于肝络，结而成块，而见胁下积块。血瘀亦可阻塞气机，则气滞更甚，互为因果，则病情进一步加重。**本病可见于多种原因导致的肝硬化，肝脾肿大等疾病，张老习用此方治疗。**

2. 方解　方中柴胡、青皮入肝经，善疏肝理气；桃仁、红花、赤芍、郁金善活血化瘀；鳖甲、牡蛎善软坚散结。诸药合用，共奏疏肝理气，化瘀散结之功。

3. 参考病案　《张岫云医案百例》第六十九案。

4. 当归四逆汤

来源：《伤寒论》

组成：当归　桂枝　芍药　细辛　甘草　通草　大枣

服法：水煎服。

功用：温经散寒、养血舒筋。

主治：手足厥冷，四肢关节疼痛，身痛，舌淡苔白，脉沉细。**张老习用此方治疗产后筋脉拘挛。**

按语：

1. 病机　血虚寒凝，不能温养四末，故见手足厥冷；《素问·举痛论》曰："寒气入经而稽迟，泣而不行，客于脉外则血少，客于脉中则气不通"，脉道不充，血运不畅，故见脉沉细；肝主筋，遇寒则收引，肝藏血，遇寒则凝滞，寒客于血脉，筋失温养，故见筋脉拘挛。《医宗金鉴·妇科心法要诀·产后门》云："产后筋脉拘挛疼痛，不能舒展，俗名鸡爪风。皆由产后血液亏损，不能荣筋，又被风乘，故令拘挛疼痛也。"**本病当以温经散寒，养血舒筋为治则，故张老习用当归四逆汤治疗产后筋脉拘挛。**

2. 方解　方中当归甘辛温，补血活血，辛行温痛；白芍酸、微寒，益血敛阴，与当归配伍可增养血之功。桂枝辛甘温，温经通脉，散寒邪以畅血行；细辛辛温，内温脏腑，外散表寒，与桂枝合用，温经散寒之力大增。大枣、甘草，补中益气以养血;通草可入血分以通行血脉。诸药合用,共奏温经散寒,养血舒筋之功。张志聪曰:"桂枝、细辛助君火之神气以养阳,当归、芍药资中焦之血起以养阴,大枣、甘草益其中土,通草通其脉络。阴阳血气通调,而脉体自和,寒厥可愈。"(《伤寒论集注》)

5. 芍药甘草汤

来源:《伤寒论》

组成:白芍 炙甘草

服法:水煎服。

功用:柔肝缓急。

主治:肝阴不足,筋脉失养,手足拘挛。**张老习用此方治疗腓肠肌痉挛。**

按语:

1. 病机 肝主筋,筋脉之柔和需要肝阴之濡润,肝血之滋养。肝阴血不足,筋脉失于濡润,故见手足挛急。《素问·脏气法时论》曰:"肝苦急,急食甘以缓之",因此本病当以散甘化阴,柔肝缓急为治则。**腓肠肌痉挛表现为腓肠肌突然发生强直性痛性痉挛,疼痛,与《伤寒论》第29条芍药甘草汤证相似,张老习用此方治疗。**

2. 方解 本方中白芍酸苦,微寒,善养血敛阴,柔肝止痛;炙甘草甘平,能缓急止痛。两药合用,酸甘化阴,补益肝血,筋脉得养,拘挛得舒。钱潢曰:"拘急者,筋不得舒也。筋者,足厥阴肝之合也。筋不舒而挛急,故以酸泻之,以甘缓之,是以厥阴少阳主治治之也。"(《伤寒溯源集》)

3. 参考病案 《张岫云医案百例》第八十四案。

～五、肾系用方经验～

1. 猪苓汤

来源:《伤寒论》

组成:猪苓 茯苓 泽泻 阿胶 滑石

服法:水煎服。

功用:滋阴清热利水。

主治:小便涩痛,点滴难出,尿血,少腹满痛。**张老习用此方治疗肾盂肾炎,膀胱炎,尿道炎等泌尿系感染性疾病。**

按语：

1. 病机 巢元方曰："诸淋者，由肾虚而膀胱热故也……若饮食不节，喜怒不时，虚实不调，则脏腑不和，致肾虚而膀胱热也……肾虚则小便数，膀胱热则水下涩，数而且涩，则淋沥不宣，故谓之淋。"（《诸病源候论》）。伤寒之邪内传入少阴，化而为热，水热相搏，气化不利，则小便涩痛，点滴难出；水热互结，热邪伤阴；水热损伤下焦血络，血溢脉外，混入小便中而见尿血。治疗上当以滋阴清热利水为治则。**肾盂肾炎、膀胱炎、尿道炎等泌尿系感染性疾病可表现为小便涩痛，小腹疼痛，尿血，或镜下血尿等症状，与猪苓汤证颇为相似，故张老习用猪苓汤治疗以上疾病，对有蛋白尿者加薏苡仁。**

2. 方解 本方以猪苓、茯苓之甘淡之性，以收淡渗利水之功；泽泻除利水之外，尚能泻膀胱之热；滑石能清膀胱热结，通利水道，可以加强以上三药利水渗湿之功，又可增强清热之效；阿胶滋阴润燥，养血止血，不仅可养阴，又能防止渗利之药伤阴之弊。诸药合用，共奏滋阴清热利水之功。岳美中说："若湿热踞于下焦，灼伤阴络尿血者，苦寒清利之品非所宜，若勉为其用，必更损阴液。此时应以猪苓汤治之。二苓甘平，泽泻、滑石甘寒，清利湿热而不伤阴，阿胶养血止血，而不碍清利。猪苓汤能疏泄湿浊之气，而不留其瘀滞，亦能滋润其真阴，而不虑其枯燥。"（《岳美中医案集》）

3. 参考病案 《张岫云医案百例》第五十四案。

2. 五苓散

来源：《伤寒论》

组成：猪苓 泽泻 白术 茯苓 桂枝

服法：改散作汤服。

功用：利水渗湿，温阳化气。

主治：**张老习用五苓散加小茴香、橘核、川楝子、木香治疗水疝（睾丸或精索鞘膜积液）。**

按语：

1. 病机 肾主水液，若先天肾气不足，或后天肾阳虚衰，水液不能蒸腾气化，皆能导致水湿内停，水液积留于睾丸而形成水疝，《素问·灵兰秘典论》曰："膀胱者，州都之官，津液藏焉，气化则能出矣"。《灵枢·经脉》篇云："肝足厥阴之脉……环阴器，抵少腹"，《儒门事亲》云："诸疝皆归肝经"，肝经寒凝气滞而成疝。**本病表现为阴囊肿大，偏坠一侧，触之阴囊内有卵圆形肿物，无**

痛无热,透光试验阳性,相当于西医的睾丸鞘膜积液或精索鞘膜积液。本病当以利水渗湿、温阳化气、暖肝行气为治则,张老习用五苓散加小茴香、橘核、川楝子、木香治疗。

2. 方解 方中泽泻、猪苓、茯苓皆为淡渗利湿之品,利水消肿力强;白术补气健脾,燥湿利水;桂枝善温阳化气,助膀胱气化而行水。汪昂曰:"二苓甘淡入肺而通膀胱为君;咸味涌泄为阴,泽泻甘咸入肾、膀胱,同利水道为臣;益土所以制水,故以白术苦温健脾去湿为佐;膀胱者津液藏焉,气化则能出矣,故以肉桂辛热为使,热因热用,引入膀胱以化其气,使湿热之邪皆从小水而出也。"(《医方集解·利湿之剂》)五苓散加入小茴香暖肝散寒;橘核、木香行气散结;川楝子行气疏肝。诸药合用,共奏利水渗湿、温阳化气、暖肝行气之功。

3. 参考病案 《张岫云医案百例》第七十八案。

3. 四妙丸

来源:《成方便读》

组成:黄柏 苍术 牛膝 薏苡仁

服法:改丸作汤服。

功用:清热利湿,舒筋壮骨。

主治:两足麻木,痿软,肿痛。**张老习用此方合桂枝加葛根汤治疗多发性神经炎。**

按语:

1. 病机 《素问·痿论》曰:"有渐于湿,以水为事,若有所留,居处相湿,肌肉濡渍,痹而不仁,发为肉痿",《素问·生气通天论》云:"湿热不攘,大筋软短,小筋弛长,软短为拘,弛长为痿"。湿热之邪阻滞经络,气血运行不畅,筋脉肌肉失于濡养,弛缓不收,而发痿病。**多发性神经炎表现为四肢弛缓性瘫痪,四肢远端对称性感觉减退或消失,肌张力下降,肌肉萎缩,属于中医痿病之范畴,张老习用四妙丸合桂枝加葛根汤治疗此病。**

2. 方解 方中黄柏,清下焦湿热,善治湿热下注所致之痿证;苍术,健脾燥湿,张秉成曰:"湿热之邪,虽盛于下,其始未尝不从脾胃而起,故治病者,必求其本,清流者,必洁其源"(《成方便读》);痿为筋之病,牛膝善补肝肾,强筋骨,故可治疗痿病;薏苡仁,渗湿,清热,舒筋脉。**张老习用此方合桂枝加葛根汤治疗痿病,乃取桂枝汤调和营卫,则筋脉、腠理得以濡养,正如《灵枢·本**

藏》所云："经脉者，所以行血气而营阴阳、濡筋骨，利关节者也；卫气者，所以温分肉，充皮肤，肥腠理，司开阖者也……是故血和则经脉流行，营复阴阳，筋骨劲强，关节清利矣；卫气和则分肉解利，皮肤调柔，腠理致密矣。"《素问·痿论》云："治痿者独取阳明"，方中葛根，入脾胃经，能升脾胃清阳之气，以实四肢，故可治痿病。

3. 参考病案 《张岫云医案百例》第八十一案。

《近现代名中医未刊著作精品集》已出版书目（第一至三辑）

1. 《本草经述义》赵　桐　著
2. 《金匮述义》赵　桐　著
3. 《伤寒述义》赵　桐　著
4. 《赵仲琴诊籍四种》赵　桐　著
5. 《门纯德中医临证要录》门纯德　著
　　附：《名方广用》
6. 《杂病挈要》韩玉辉　著
　　附：《妇科挈要》
7. 《李翰卿伤寒讲义集要》李翰卿　著
8. 《姚国美医学讲义合编》姚国美　著
9. 《孟河陈耀堂医案》陈耀堂　著
10. 《脏象学说与诊断应用的文献探讨——肾脏》姚荷生　潘佛巖　廖家兴　编著
11. 《脏象学说与诊断应用的文献探讨——脾脏、肺脏、肝脏》姚荷生　潘佛巖　廖家兴　编著
12. 《中医内科学评讲》姚荷生　著

策划编辑：陈东枢
通讯地址：北京市朝阳区潘家园南里19号人民卫生出版社
电子信箱：xihusanren@163.com　1721554689@qq.com